医疗服务质量改善的
信息化探索与实践导论

YILIAO FUWU ZHILIANG GAISHAN DE XINXIHUA TANSUO YU SHIJIAN DAOLUN

舒 钧　王雄彬　陈昊昱　著

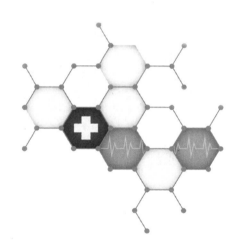

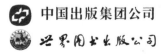

中国出版集团公司

世界图书出版公司

广州·上海·西安·北京

图书在版编目（CIP）数据

医疗服务质量改善的信息化探索与实践导论 / 舒钧，王雄彬，陈昊昱著 . -- 广州：世界图书出版广东有限公司，2020.11

ISBN 978-7-5192-8003-1

Ⅰ.①医… Ⅱ.①舒… ②王… ③陈… Ⅲ.①医院—管理信息系统—研究 Ⅳ.① R197.324

中国版本图书馆 CIP 数据核字 (2020) 第 207237 号

书　　名　医疗服务质量改善的信息化探索与实践导论
　　　　　YILIAO FUWU ZHILIANG GAISHAN DE XINXIHUA TANSUO YU SHIJIAN DAOLUN
著　　者　舒　钧　王雄彬　陈昊昱
责任编辑　冯彦庄
装帧设计　梁浩飞
责任技编　刘上锦
出版发行　世界图书出版广东有限公司
地　　址　广州市新港西路大江冲 25 号
邮　　编　510300
电　　话　020-84460408
网　　址　http://www.gdst.com.cn
邮　　箱　wpc_gdst@163.com
经　　销　各地新华书店
印　　刷　涿州军迪印刷有限公司
开　　本　787mm × 1092 mm　1/16
印　　张　15
字　　数　255 千字
版　　次　2020 年 11 月第 1 版　2020 年 11 月第 1 次印刷
国际书号　ISBN 978-7-5192-8003-1
定　　价　68.00 元

前　　言

　　医疗卫生服务作为民生问题中的重要内容，不仅关系每一位公民的生命健康，也与国家发展和社会稳定息息相关。医疗服务体制的改革因而受到了全社会的密切关注。合理的医疗服务体系架构是各项医疗改革措施得以实施、各项医疗新技术得以应用的组织基础。医疗服务资源配置的公平和效率直接关系到人民群众对医疗需求的满足程度和医疗资源的有效利用。

　　在现代科技革命和网络发展的推动下，信息化涉及生活中的方方面面。医院信息化管理服务系统不仅改善了医患关系，提高了工作效率和服务质量，而且对医院医疗服务模式的优化与创新、医院的快速发展起到了非常重要的推动作用。医疗服务系统信息化是现代医疗发展的必由之路。

　　全书共分为六章：第一章论述医疗服务信息化的技术保障，内容涵盖计算机系统与计算机网络、信息技术与数据库系统、数字媒体技术与数据存储技术、二维条形码与 RFID 技术、云计算与物联网技术；第二章诠释"互联网＋"模式下的医疗服务体系建设，内容包括"互联网＋"医疗的内涵、"互联网＋"与医疗融合的必要性、"互联网＋"医疗服务体系的构建、"互联网＋"医疗其他服务类支持；第三章从挂号与预约挂号系统、门（急）诊与排队叫号系统、诊疗一卡通与体检系统、住院信息与患者关系管理系统多个维度探究一体化门（急）诊与住院信息系统建设；第四章基于电子病历系统及其标准体系、电子病历系统架构、电子病历系统业务范畴、电子病历系统关键技术与发展前景探讨电子病历系统建设；第五章研究基于互联网业务的移动医疗与远程医疗平台建设，内容涵盖移动医疗的内涵、移动医疗应用平台建设、远程医疗协作平台技术解析、远程医疗协作平台建设；第六章基于医院信息系统安全体系的内涵、医院信息安全管理与技术体系建设、医院信息系统运维标准与规划、医院信息系统运维体系建设与故障处理四个方面研究面向互联网医院的信息体系安全建设与运维管理实践。

　　本书内容丰富，结构严谨，深入浅出，集理论性、思想性、知识性于一体，理论联系实际，具有一定的创新性。本书探索用信息技术的手段推动医疗服务事业的发展，为医疗服务质量信息化发展的进一步研究夯实基础，可供医护人员阅读参考。

在撰写本书的过程中，得到了许多专家、学者的帮助和指导，在此表示诚挚的谢意。由于水平有限，时间仓促，书中所涉内容倘有疏漏之处，希望各位读者多提宝贵的意见，以便修改完善。

目　　录

第一章

医疗服务信息化的技术保障

医疗服务信息化建设对我国深化医疗卫生体制改革和加强医疗卫生机构现代化管理具有重要的意义。医疗服务产业应充分利用信息技术开发利用信息资源，推动医疗产业服务质量及服务效率快速增长，实现业内各种资源、要素的优化与重组，从而实现产业升级。基于此，本章对计算机系统与计算机网络、信息技术与数据库系统、数字媒体与数据存储技术、二维条形码与 RFID 技术、云计算与物联网技术进行了研究。

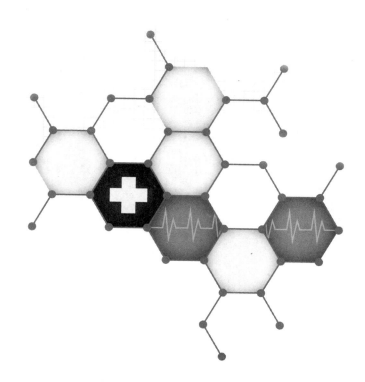

第一节　计算机系统与计算机网络

随着电子计算机技术的快速发展，计算机技术和应用已渗透医学及其管理的各个领域，利用计算机可以获取、存储、传输、处理医学及医学管理的各种信息。为了更好地使用计算机，必须对计算机系统及计算机网络进行全面了解。

一、计算机系统

一个完整的计算机系统是由硬件系统和软件系统两部分组成的。

（一）计算机的硬件系统

硬件系统是组成计算机的各种物理设备的总称，指计算机的各种具体的电子和机械设备，如中央处理器芯片、存储器芯片、主板、接口电路、显示器、鼠标、键盘、硬盘等。硬件是计算机完成各项工作的物质基础。

（二）计算机的软件系统

软件系统是在计算机上运行的所有软件的总称。软件是指用某种程序设计语言编写的程序、数据和相关文档的集合，其中程序用来指示计算机按规定步骤进行操作，数据为程序处理的对象，文档是软件设计报告、操作使用说明和相关技术资料等。它们都是软件不可缺少的组成部分。

按照不同的原则和标准，计算机软件可以划分为不同的种类。从应用的角度出发，一般将软件系统划分为计算机系统软件和计算机应用软件两大类。

1. 计算机系统软件

计算机系统软件是指控制计算机的运行、管理计算机的各种资源，并为应用软件提供支持和服务的一类软件。其主要功能是调度、监控和维护计算机系统，负责管理计算机系统中各种独立的硬件，使它们可以协调工作。系统软件使得计算机使用者和其他软件将计算机当作一个整体，而不需要考虑其底层每个硬件是如何工作的。常见的系统软件有操作系统、程序语言处理程序和数据库管理系统等。

（1）操作系统（operating system）。操作系统是最基本的系统软件，是一个管理和控制计算机中所有软硬件资源的程序。操作系统的性能很大程度上决定了整个计算机系统的性能。操作系统包括处理器管理、作业管理、存储管理、设备管理和文件管理五个方面的管理功能。常见的桌面操作系统有 Windows 系统、Mac OS 系统、UNIX 系统、Linux 系统等，常见的手持设备操作系统有安卓系统、IOS 系统。

（2）程序设计语言（programming language）。程序设计语言按级别从低到高依次可划分为机器语言、汇编语言、高级语言三大类。机器语言是由二进制代码 0 和 1 组成的指令集合，能被计算机直接理解和执行。由于机器语言难学、难记，通用性差，现在已经没有人用机器语言直接编程了。汇编语言是使用助记符代替机器指令的代码，因此也称为符号语言，在某些实时性要求很高的场合，仍然会采用汇编语言。高级语言更接近于人类的自然语言，使程序员可以不用与计算机硬件打交道，集中解决问题本身，极大地提高了编程的效率。常见的高级语言有 Pascal 语言、C/C++ 语言、Basic 语言、Java 语言、C# 语言等。汇编语言和高级语言编写的程序需要经过语言处理程序翻译成机器语言之后才能被计算机理解和执行，如 Visual Studio.NET 是美国微软公司的开发工具包系列产品，是目前最流行的 .NET 应用程序集成开发环境。

（3）数据库管理系统（database management system，DBMS）。数据库管理系统是一种操纵和管理数据库的大型软件，用于建立、使用和维护数据库。它对数据库进行统一的管理和控制，以保证数据库的安全性和完整性。用户通过 DBMS 访问数据库中的数据，数据库管理员也通过 DBMS 进行数据库的维护工作。它可以支持多个应用程序和用户用不同的方法在同时或不同时刻去建立、修改和询问数据库。大部分 DBMS 提供数据定义语言（data definition language，DDL）和数据操作语言（data manipulation language，DML），供用户定义数据库的模式结构与权限约束，实现对数据的追加、删除等操作。

2.计算机应用软件

为解决某一具体应用问题而开发的软件称为计算机应用软件。从其服务对象的角度来看，计算机应用软件可分为以下两类：

（1）通用软件。通用软件支持最基本的应用。在各种通用的应用软件中，最常用的是办公组合软件，如目前常用的办公组合软件有 Microsoft Office 和 WPS Office。其次是媒体播放软件（如 Media Player）、图形图像处理软件（如 Photoshop）等。

（2）专用软件。专用软件只应用于某一专业领域，如应用于医疗卫生行业领域的医院信息系统（HIS）、电子病历（EMR）、影像归档和通信系统（PACS）、检验科信息系统（LIS）等。[①]

软件技术渗透到如电子商务、信息管理、工业控制、科学计算、人工智能、医疗卫生等社会的各个领域，与人们的生活息息相关。

二、计算机网络

计算机网络是利用通信设备和网络软件，把在地理位置上分散而功能独立的多个计算机及其他智能设备以相互资源共享和进行信息传递为目的连接起来的一个系统。

（一）计算机网络的分类

计算机网络有多种不同的类型，分类的方法也有很多。按网络覆盖的地理范围进行分类是常见的分类方法，不同规模的网络将采用不同的技术。依照这种方法，可以把计算机网络分为三类：局域网、城域网和广域网。

1.局域网

局域网（local area network，LAN）是指地理范围在较小的区域（1～10 km）内，使用专用的高速通信线路把许多计算机相互连接而成的网络。局域网常见于一栋大楼、一家公司、一个医院、一所学校和政府机构，是计算机网络

---

① 陈敏，刘宁.我国医疗信息化发展方向及热点分析 [J].中华医院管理杂志，2016，32(8)：601–603.

中最流行的一种形式。

局域网的主要特点是为一个单位所拥有，传输距离有限；使用专用的、多台计算机共享的传输介质，数据传输速率高（10 Mb/s ~ 10 Gb/s），传输可靠性高；通信延迟时间较短；成本低、易组网、容易管理、使用灵活方便等。

常见的局域网主要有以太网（Ethernet）、异步传输模式网络（asynchronous transfer model，ATM）、光纤分布数据接口（fiber optic distributed data interface，FDDI）和无线局域网（WLAN）。

2. 城域网

城域网（metropolitan area network，MAN）是一种介于局域网和广域网之间的高速网络，覆盖地理范围为几千米至几十千米，一般是在一个城市范围内建立的计算机通信网络。城域网的一个重要用途是用作骨干网，通过它将位于同一城市内不同地点的主机、数据库及局域网等互相连接起来。网中传输时延较小，传输媒介主要采用光缆，传输速率达到 100 Mb/s 以上。

3. 广域网

广域网（wide area network，WAN）也称远程网络，覆盖地理范围可以从几十千米到几千千米。它能连接多个城市或国家，或横跨几个洲，并能提供远距离通信，形成国际性的远程网络。

与局域网相比，广域网的主要特点是覆盖范围大、传输速度低、传输误码率高。常见的广域网主要有公用电话交换网（PSTN）、数字数据网（DDN）、中国共用分组交换数据网（China PAC）、帧中继网（FR）和综合业务数字网（ISDN）等。

（二）计算机网络的拓扑结构

计算机网络的拓扑结构是决定网络特性的关键技术之一。简单地说，网络拓扑结构就是网络中计算机的连接方式，主要有以下几种结构：

（1）总线型结构。总线型结构是将所有计算机都接入同一条通信线路。它的优点是节点连入或从网络中卸下都非常方便，成本较低，布线简单；缺点是计算机发送信息时要竞用总线，容易引起冲突，造成传输失败。

（2）星形结构。星形结构存在一个中心设备，各台计算机都有一根线直接连接到中心设备。它的优点是结构简单，组网容易，控制处理较为简便，计算机故障影响范围小且容易检测和排除；缺点是一旦主控机出现故障，会引起整个系统的瘫痪。

（3）环形结构。在环形结构中，计算机与两个相邻计算机相连，网络中的所有计算机构成一个闭合的环，环中的数据沿着一个方向绕环逐站传输。它的优点是结构简单，成本低；缺点是环中任意一点的故障都会引起网络瘫痪，可靠性较低。

（三）常见网络硬件设备

常见的网络硬件设备主要包括以下几类：

（1）传输介质。常见的网络传输介质可分为两类：一类是有线的；另一类是无线的。有线的传输介质主要有同轴电缆、双绞线、光导纤维（简称"光纤"）等；无线的传输介质有无线电波、微波、红外线、卫星和激光等。

（2）网络适配器。网络适配器（network interface card，NIC），俗称网卡，是插在计算机总线插槽内或某个外部接口上的电路卡，目前已大多集成在主板中。计算机通过网卡接入网络。网卡有很多种，不同类型和速度的网络需要使用不同种类的网卡。按所支持的带宽分类，有 10 Mb/s 网卡、10/100 Mb/s 自适应网卡、1000 Mb/s 网卡和 10 Gb/s 网卡等。

（3）集线器。集线器（hub）是一个将多台计算机连接起来组成一个局域网的设备，是局域网的星形连接点。局域网里的每个工作站是用双绞线连接到集线器上的，由集线器对工作站进行集中管理。

（4）交换机。交换机（switch），也称为交换式集线器，是为接入的任意两个网络节点提供独享带宽的高速通信的网络设备。作为高性能的集线设备，交换机已经逐步取代了集线器而成为计算机局域网的关键设备。

（5）路由器。路由器（router）犹如网络间的纽带，可以把多个不同类型、不同规模的网络彼此连接起来，组成一个更大范围的网络，是实现局域网与广域网互联的主要设备。例如，学校的校园网与路由器相连，再将路由器与互联网相连，即可将校园网内的计算机接入互联网。

（四）互联网技术

1. 互联网发展概况

互联网（Internet），又称为国际计算机互联网，是目前世界上影响最大的计算机网络，它以 TCP/IP 网络协议为基础，将世界各地的不同类型、不同规模、处于不同地理位置的计算机网络互联成为一个超级计算机网络。

互联网源于 1968 年美国国防部高级研究计划局（DARPA）提出并赞助的 ARPANET 计划。我国于 1994 年正式接入互联网，通过中国科技网（CSTNET）、中国教育和科研计算机网（CBNET）、中国公用计算机互联网（CHINANET）和中国金桥网（CBNET）四大骨干网实现了和互联网的 TCP/IP 连接，从而开通了互联网的全功能服务。

2019 年 8 月 30 日，中国互联网络信息中心（CNNIC）发布的第 44 次《中国互联网络发展状况统计报告》指出，截至 2019 年 6 月，我国网民规模达 8.54 亿，较 2018 年底增长 2598 万，互联网普及率达 61.2%，较 2018 年底提升 1.6 个百分点。

2. 互联网提供的主要服务

互联网由大量的计算机和信息资源组成，它为网络用户提供了非常丰富的功能，称为网络服务。常见的网络服务有以下几种：

（1）万维网信息浏览。World Wide Web 简称 WWW 或 Web，也称万维网，是互联网的多媒体信息浏览、查询工具，是互联网发展最快和使用最广的服务。在万维网上需要使用浏览器来浏览网页。使用浏览器浏览信息时，只需要在浏览器的地址栏中输入相应的 URL 即可。万维网提供丰富的文本、图形、音频、视频等多媒体信息，并将这些内容使用超文本的链接技术连接在一起，使得用户可以方便地在各个页面之间进行浏览。

（2）电子邮件（E-mail）。电子邮件是一种用电子手段提供信息交换的通信方式，是互联网应用最广的服务。通过 E-mail 系统，通信双方可以快速方便地收发电子邮件，而且不受用户所在的地理位置限制，可以与世界上任何一个角落的网络用户联系。电子邮件可以是文字、图像、声音等各种形式。

（3）文件传输。文件传输协议（file transfer protocol，FTP）使得不同的计算机系统之间可以共享文件，为互联网用户提供了在网上传输各种类型文件的功能，是互联网的基本服务之一。

3. TCP/IP 协议

互联网通过路由器将不同类型的网络互联在一起，采用 TCP/IP 协议控制各网络之间的数据传输。TCP 和 IP 是众多协议中非常重要的两个核心协议。

（1）IP 地址。像每一部电话都具有一个唯一的电话号码一样，网络上的每台计算机（包括路由器）也需要一个唯一的可识别的地址，这个地址称为 IP 地址。IP 地址是一个逻辑地址，其目的是屏蔽物理网络细节，使得互联网看起来是一个整体的网络。

IPv4 是 IP 协议的第四版，是第一个被广泛使用的版本。从 2011 年开始，主要用在个人计算机和服务器系统上的操作系统基本上都支持高质量 IPv6 配置产品。2012 年 6 月 6 日，国际互联网协会举行了世界 IPv6 启动纪念日，这一天，全球 IPv6 网络正式启动。多家知名网站于当天全球标准时间 0 点（北京时间 8 点整）开始永久性支持 IPv6 访问。2017 年 11 月 26 日，中共中央办公厅、国务院办公厅印发《推进互联网协议第六版（IPv6）规模部署行动计划》。2019 年 4 月 16 日，工业和信息化部发布《关于开展 2019 年 IPv6 网络就绪专项行动的通知》。

2020 年 3 月 23 日，工业和信息化部发布《工业和信息化部关于开展 2020 年 IPv6 端到端贯通能力提升专项行动的通知》，要求到 2020 年末，IPv6 活跃连接数达到 11.5 亿，较 2019 年 8 亿连接数的目标提高了 43%。

（2）域名系统。由于数字形式的 IP 地址难以记忆和理解，因此互联网引入了一组具有助记功能的英文简写名来代替 IP 地址，称为域名（Domain Name）。为了避免重名，域名采用层次结构，用圆点将各级子域名之间分隔开来，从右至左分别为顶级域名、二级域名、三级域名等。例如，域名 http: //www.pku.edu.cn/ 表示中国（cn，顶级域名）教育机构（edu，二级域名）北京大学（pku，三级域名）的网络地址。

第二节　信息技术与数据库系统

信息是事物运动的状态与方式，信息经过人类的开发与组织构成了信息资源，与物质和能量一起成为人类社会的三大基本资源之一。信息资源管理是对信息资源实施计划、预算、组织、指挥、控制、协调等活动，其范围涉及数据处理、电子通信、记录管理、信息服务等。信息系统使全社会的信息管理、信息检索、信息分析达到了新的水平。学习信息的相关知识，对信息时代的每一个成员而言十分必要。

一、现代信息技术

现代信息技术的核心是计算机技术和网络通信技术。作为信息处理设备的电子计算机，无论在信息存储方面，还是在信息处理速度方面，都有了长足的发展，为计算机广泛应用于信息处理提供了条件。

(一) 信息及其载体

信息是人类对现实世界事物存在方式或运动状态的某种认识，人类通过接受信息来认识事物。数据是信息的载体，是描述客观事物的数、字符及所有能输入计算机中被计算机程序识别和处理的符号的集合。例如，数值、文字、图形、声音、图像和动画等都是不同形式的数据。只有经过解析，数据才有意义，才能成为信息。例如，当测量一个患者的体温时，假定患者的体温是 39 ℃，说明这个患者正在发烧，这是通过测量体温获得的信息，而 39 ℃则以一种数值数据的形式记录在病历上。[①]

(二) 信息处理技术

信息处理是指对获得的信息进行加工、存储、传输和应用。

现阶段的信息处理技术呈现两种发展趋势：一种是面向大规模、多介质

[①] 李小华 . 医院信息化技术与应用 [M]. 北京：人民卫生出版社，2014.

的信息，使计算机系统具备处理更大范围信息的能力；另一种是与人工智能进一步结合，使计算机系统更加智能化地处理信息。以互联网应用为主要背景的生物医学信息的智能化处理，主要包括大规模的文本处理、图像信息检索与处理、基于 Web 的数据挖掘等。

(三) 信息技术的分类

信息技术是指用来扩展人类信息器官的功能，协助人们进行信息处理的一类技术。人类的信息器官主要有感觉、神经、思维、效应器官，基本的信息技术也可以据此分为以下四种：

(1) 扩展感觉器官功能的感测与识别技术。该技术包括传感技术和测量技术，可将人类的感觉延伸到人类力所不及的微观世界和宏观世界，以便从中获取信息。

(2) 扩展神经器官功能的通信与存储技术。该技术包括信息的空间传递和时间传递技术。

(3) 扩展思维器官功能的计算与处理技术。该技术包括计算机硬件和软件技术、人工智能、专家系统和人工神经网络技术等，可以更好地处理和再生信息。

(4) 扩展效应器官功能的控制与显示技术。该技术包括一般的伺服调节技术和自动控制技术，可以更好地应用信息，使之发挥更大的作用。

现代通信技术主要包括数字通信、卫星通信、微波通信、光纤通信等。通信技术的迅速发展，大大加快了多种信息媒体 (如数字文本、图形图像、声音、视频等) 的传输速度，使社会生活发生了极其深刻的变化。

(四) 信息系统

信息系统是一类以提供信息服务为主要目的的数据密集型、人机交互的计算机应用系统。随着信息化的发展，信息系统已经深入人们生活的各个方面。例如，可以网上购物的电子商务系统、运送货物的物流管理系统、无纸化办公的电子政务系统、图书馆的图书管理系统、医院的医院信息系统都是常见的信息系统。

1. 信息系统的基本功能

信息系统的五个基本功能为输入、存储、处理、输出和控制。

（1）输入功能：信息系统的输入功能决定于系统所要达到的目的及系统的能力和信息环境的许可。

（2）存储功能：存储功能指的是系统存储各种信息资料和数据的能力。

（3）处理功能：主要基于数据仓库技术的联机分析处理（OLAP）和时分复用技术（DM）。

（4）输出功能：信息系统的各种功能都是为了保证最终实现最佳的输出功能。

（5）控制功能：对构成系统的各种信息处理设备进行控制和管理，对整个信息加工、处理、传输、输出等环节通过各种程序进行控制。

2. 信息系统的主要技术特点

（1）信息系统涉及的数据量大，数据一般需存放在辅助存储器（外存储器）中。内存储器设置缓冲区，只暂存当前要处理的一小部分数据。

（2）信息系统的绝大部分数据是持久的，即不会随程序运行的结束而消失，能长期保留在计算机系统中。

（3）信息系统中这些持久的数据为多个应用程序所共享，甚至在一个单位或更大范围内共享。

（4）信息系统除具有数据采集、传输、存储和管理等基本功能外，还可向用户提供信息检索、统计报表、事务处理、分析、控制、预测、决策、报警、提示等信息服务。

3. 信息系统的分类

从信息系统的发展和系统特点来看，可分为数据处理系统、管理信息系统、决策支持系统、专家系统和办公自动化与虚拟办公室五种类型。

（1）数据处理系统。一般的数据处理系统（data processing system，DPS）主要完成数据的收集、输入，数据库的管理、查询、基本运算、日常报表的输出等操作。从管理层次的角度看，DPS 是处于企业组织管理层次中最底层的、最基础的信息系统，是支持企业作业层日常操作的系统。对一个生产企业而言，其作业层主要包括生产、销售、采购、库存、运输、财务、人事等日常事务，相应的 DPS 可称为生产信息子系统、销售信息子系统、采购信息子系统、库存信息子系统、运输信息子系统、财务信息子系统和人事信息子系统。

（2）管理信息系统（management information system，MIS）。管理信息系统的主要任务是最大限度地利用现代计算机及网络通信技术加强企业信息管理，通过对企业拥有的人力、物力、财力、设备、技术等资源的调查了解，建立正确的数据，加工处理并编制成各种信息资料及时提供给管理人员，以便进行正确的决策，不断提高企业的管理水平和经济效益。MIS 的最终目的是使管理人员及时了解公司现状，把握将来的发展路径。

（3）决策支持系统（decision support system，DSS）。决策支持系统是辅助决策者通过数据、模型和知识，以人机交互方式进行半结构化或非结构化决策的计算机应用系统。它是 MIS 向更高一级发展而产生的先进信息管理系统，为决策者提供分析问题、建立模型、模拟决策过程和方案的环境，可调用各种信息资源和分析工具，帮助决策者提高决策水平和质量。

（4）专家系统（expert system，ES）。专家系统是一个智能计算机程序系统，属于人工智能的一个发展分支，其内部含有大量的某个领域专家水平的知识与经验，能够利用人类专家的知识和解决问题的方法来处理该领域问题。它应用人工智能技术和计算机技术，根据某领域一个或多个专家提供的知识和经验进行推理和判断，模拟人类专家的决策过程，以便解决那些需要人类专家处理的复杂问题，广泛运用于医疗、军事、地质勘探、教学、化工等领域，产生了巨大的经济效益和社会效益。现在，专家系统已成为人工智能领域中最活跃、最受重视的系统。

（5）办公自动化与虚拟办公室。办公自动化（office automation，OA）与虚拟办公室是指办公人员利用现代科学技术的最新成果，借助先进的办公设备，实现办公活动科学化、自动化，其目的是通过实现办公处理业务的自动化，最大限度地提高办公效率，改进办公质量，改善办公环境和条件，辅助决策，减少或避免各种差错和弊端，缩短办公处理周期，并用科学的管理方法提高管理和决策的科学化水平。在信息技术的支持下，OA 呈现出小型化、集成化、网络化、智能化及多媒体化五大趋势。

二、数据库系统

数据是信息的载体，在信息系统中，数据需要经过组织和管理才能发挥它的作用，而管理数据的有效利器就是数据库和与它相关的数据库管理系统。数据库系统是指具有管理和控制数据库功能的计算机应用系统，是为适应数据处理的需要而发展起来的一种较为理想的数据处理系统，也是一个实际可运行的存储、维护数据和为应用系统提供数据的软件系统，是存储介质、处理对象和管理系统的集合体。

（一）数据库系统的一般组成

除了用户应用程序之外，数据库系统一般由计算机支持系统、数据库、数据库管理系统和有关人员组成。

（1）计算机支持系统。计算机支持系统是指用于数据库管理的硬件和软件支持系统。硬件支持环境主要指计算机硬件设备。软件支持系统除了数据库管理系统（DBMS）之外，还包括操作系统、应用系统开发工具、各种宿主语言等。

（2）数据库。数据库即物理数据库，是指按一定的数据模型组织，长期存放在外存储器上的一组可共享的相关数据的集合。数据库中除了存储用户直接使用的数据外，还存储另一类"元数据"，它们是有关数据库的定义信息，如数据类型、模式结构、使用权限等。这些数据的集合称为数据字典，它是数据库管理系统工作的依据，数据库管理系统通过数据字典对数据库的数据进行管理和维护。

（3）数据库管理系统。数据库管理系统是对数据进行管理的软件系统，是数据库系统的核心软件。数据库系统的一切操作，包括按数据模型来创建数据库的对象、应用程序对这些对象的操作（检索、插入、修改和删除等），以及数据管理和控制等，都是通过 DBMS 进行的。

（4）有关人员。在设计、开发和维护数据库的过程中，有大量的有关人员参与其中。主要人员有四类：数据库管理员、系统分析设计员、系统程序员和用户。

（二）数据库管理系统

数据库有很多种类型，从最简单的存储各种数据的表格到能够进行海量数据存储的大型数据库系统都在各个方面得到了广泛的应用。目前常用的数据库有以下几种：

（1）Oracle。Oracle（甲骨文）是仅次于微软公司的世界第二大软件公司。Oracle Database（简称 Oracle）是甲骨文公司的一款关系数据库管理系统，在数据库市场上占有主要份额。

（2）SQL Server。SQL Server 是由微软公司开发和推广的关系数据库管理系统。

（3）DB2。DB2 是 IBM 公司研制的一种关系型数据库系统。DB2 主要应用于大型应用系统，具有较好的可伸缩性，可支持从大型机到单用户环境，应用于 OS/2、Windows 等平台。

（4）Sybase。Sybase 是美国 Sybase 公司研制的一种关系型数据库系统，是一种典型的 UNIX 或 Windows NT 平台上客户机／服务器环境下的大型数据库系统。

（5）MySQL。MySQL 是一个小型关系型数据库管理系统，开发者为瑞典 MySQL AB 公司，现被 Oracle 收购。对一般的个人使用者和中小型企业来说，MySQL 提供的功能绰绰有余，而且由于 MySQL 是开放源代码软件，可以大大降低总体使用成本。

第三节　数字媒体技术与数据存储技术

数字媒体和数据存储的发展使得计算机所处理的信息可以广泛采用数值、图像、图形、视频、音频等形式，使人类的思维表达有了更广泛的方式，而不仅局限于文本的、线形的、单调的、狭小的范围。

一、数字媒体技术

数字媒体技术是通过现代计算机和通信手段，综合处理文本数据、图形图像、声音视频等信息，使抽象的信息变成可感知、可管理、可交互的一种技术，主要研究与数字媒体信息的获取、处理、存储、传播、管理、安全、输出等相关的理论、方法、技术与系统。数字媒体技术是包括计算机技术、通信技术和信息处理技术等各类信息技术的综合应用技术，其所涉及的关键技术及内容主要包括数字信息的获取与输出技术、数字信息存储技术、数字信息处理技术、数字传播技术、数字信息管理与安全等。

（一）数字媒体技术的分类

（1）文本与文本处理。文本是基于特定字符集的、具有上下文相关性的一个字符流，每个字符均使用二进制编码表示。文本是计算机中最常见的一种数字媒体，其在计算机中的处理过程包括文本准备（如汉字输入）、文本编辑、文本处理、文本存储与传输、文本展现等。根据应用场合的不同，各个处理环节的内容和要求可能有很大的差别。

（2）图像与图形。计算机中的数字图像按其生成方法可以分成：①图像。图像是从现实世界中通过扫描仪、数码相机等设备获取的图像，也称为取样图像、点阵图像或位图图像。②图形。图形是使用计算机制作或合成的图像，也称为矢量图形。使用计算机对数字图像进行去噪、增强、复原、分割、提取特征、压缩、存储、检索等操作，称为数字图像处理。

（3）数字音频。声音是传递信息的一种重要媒体，也是计算机信息处理的主要对象之一，它在多媒体技术中起着重要的作用。计算机处理、存储和传输声音的前提是将声音信息数字化。数字音频是一种连续媒体，数据量大，对存储和传输的要求比较高。

（4）数字视频。视频是指内容随时间变化的一个图像序列，也称为活动图像或运动图像。常见的视频有电视和计算机动画。电视能传输和再现真实世界的图像与声音，是当代最有影响力的信息传播工具。计算机动画是计算机制作的图像序列，是一种计算机合成的视频。与传统的模拟视频相比，数字视频具有很多优点，如复制和传输时不会造成质量下降，容易进行编辑修改，有利于传输（抗干扰能力强、易于加密），可节省频率资源等。

（二）数字媒体技术在医学领域的应用

目前，数字媒体技术广泛应用在以下医学领域：

（1）医学影像。医学影像通过 X 线图像、核磁共振图像、超声图像等方式，获取人体内部组织影像，并利用多媒体图像处理技术对图像进行图像恢复、图像增强、边缘检测、图像分割、图像测量、图像压缩、图像匹配与融合、三维成像等处理，在医学诊断、外科手术、放射性治疗计划设计等方面具有非常重大的意义。目前国内众多医院已完成医院信息化管理，其影像设备逐渐更新为数字化，并配置了 PACS，实现了无胶片放射科和医院数字化。

（2）虚拟解剖台。虚拟解剖台是多媒体技术在医学上的另一重要应用。虚拟解剖台能模拟出一个完整的人体内部三维图像，它的数据来源于磁共振成像和 CT 成像数据，通过机器处理可将这些数据从二维的平面图转变成真实感极强的三维图形，将人体内部的所有细枝末节毫无保留地展示出来。医生可以用手代替解剖刀具，根据需要"解剖"骨骼、肌肉等，通过手指在屏幕上选择图像切面、旋转、缩放，一幅幅形态不同的人体扫描图直接呈现在解剖台上，无需破坏实物医生便可直观便捷地审视患者身体内部。实时的三维影像可以辅助医生尽快作出医疗判断，显著地提高工作效率。[①]

除此之外，数字媒体技术还广泛应用于医学三维模拟仿真人、虚拟手术、病理数字切片库等医学领域。

二、数据存储技术

随着数字媒体技术、大型数据库、网络、电子商务等迅猛发展，数据持续时间的增加、数据的多样性、地理的分散性、数据信息的安全性等都对数据存储管理提出了更高的要求。医院信息系统在医院运作的过程中不断地收集和存储数据，这些数据类型复杂多样，数据量巨大。如何存储海量的不断增长的数据是目前的研究热点。

---

① 任芳，刘硕.医疗信息化的现状与发展趋势研究 [J]. 通讯世界，2020，27（01）：132–133.

(一) 数据存储介质

(1) 磁存储介质。磁存储介质包括软盘、硬盘和磁带等,是最常见的存储介质。硬盘是计算机上最主要的存储设备,具有体积小、容量大、速度快、使用方便等优点。

(2) 光存储介质。以 CD、DVD 光盘为代表的光存储介质具有存储密度高、存储寿命长、非接触式读写和擦除、信息的信噪比高、信息位的价格低等一系列优点,特别适用于大量信息的存储和交换。

(3) 半导体存储介质。半导体存储介质是以半导体电路作为存储媒体的存储器,具有体积小、存储速度快、存储密度高、与逻辑电路接口容易等优点。例如,内存储器就是由称为存储器芯片的半导体集成电路组成的。闪存由于其便携性,成为近几年发展最快的半导体存储产品,其存储容量从最初的 MB 级已经发展到 GB 级,按种类可分为 U 盘、SD 卡、TF 卡等。

(二) 海量数据存储技术

从存储服务的发展趋势来看,一方面,是对数据存储量的需求越来越大;另一方面,是对数据的有效管理提出了更高的要求。数据从 GB、TB 到 PB 量级急速增长,对海量数据的存储技术提出了更高的要求。

(1) 磁带库。磁带库是基于磁带的备份系统,存储容量达到 PB ($1\,PB \approx 10^6\,GB$) 级,可实现连续备份、自动搜索磁带等功能,并可在管理软件的支持下实现智能恢复、实时监控和统计,是集中式网络数据备份的主要设备。

(2) 磁盘阵列。磁盘阵列 (redundant array of inexpensive disks, RAID) 把多块独立的硬盘 (物理硬盘) 按不同的方式组合起来形成一个硬盘组 (逻辑硬盘),从而提供比单个硬盘更高的存储性能和数据备份技术。对磁盘阵列的操作与单个硬盘一样。不同的是,磁盘阵列的存储速度要比单个硬盘高很多,而且可以提供自动数据备份。

(3) 网络存储。通过网络连接各存储设备,实现存储设备之间、存储设备和服务器之间的数据在网络上的高性能传输,其存储容量可达 TB 级,用户可以通过浏览器进行访问和管理,是最具有发展潜力的存储技术方案。

（三）医疗卫生信息数据的存储管理

医疗卫生信息的数据量正在急剧增长，特别是 PACS 影像、B 超、病理分析等业务所产生的非结构化数据。医院每天产生的数据可以达到 GB 级，年数据增量可达数十 TB 级。而患者的各种数据是现在及未来医院为患者服务的基础，统一访问、共享和管理数据可以转化为有利的竞争优势。数据的集中管理与备份已成为 HIS 和 PACS 的重要环节，保护数据并加以合理的利用已成为医院发展的关键因素之一。[①]

目前比较流行的解决方案是采用数据分级存储，将数据存放在不同级别的存储设备（磁盘、磁盘阵列、光盘库、磁带库）中，通过分级存储管理软件实现数据在存储设备之间的自动迁移。数据迁移的规则是可以人为控制的，通常是根据数据的访问频率、保留时间、容量、性能要求等因素确定的最佳存储策略。在分级数据存储结构中，磁带库等成本较低的存储资源用来存放访问频率较低的信息，而磁盘或磁盘阵列等成本高、速度快的设备，用来存储经常访问的重要信息。例如，对于医院历史数据，可进行三级管理机制：第一级当前数据库，可存储最近三个月的门诊业务数据和最近三个月内出院的住院业务数据；第二级在线历史数据库，可存储最近三年的门诊业务数据和最近三年内出院的住院业务数据；第三级离线历史数据库，可存储三年以前的门诊业务数据和三年前出院的住院业务数据。三级数据可根据业务需要在各级之间按一定规则进行数据流转。

第四节 二维条形码与 RFID 技术

为了提高计算机识别效率，增强其灵活性和准确性，使工作人员摆脱繁杂的统计识别工作，二维条形码与 RFID 技术已成为医疗行业信息化的热点。

---

① 李刚. 医疗信息化中的医院信息系统建设的分析 [J]. 中国新通信，2019，21（02）：21.

一、二维条形码技术

(一) 条形码及其识别系统

条形码因条形组成规则不同而形成多种码制，可以标出物品的生产国、制造厂家、商品名称、生产日期等多种信息，因此在许多领域都得到广泛的应用。

1. 条形码的定义与种类

条形码（barcode）是一种可供电子仪器自动识别的标准符号，是由一组黑白相间、粗细不同的线（条）、空符号按一定编码规则排列组成的标记，用以表示一定的信息。

条形码的种类有几百种之多，根据不同的分类规则，条形码可分为不同的类型。按照码制分类，条形码可分为 UPC 码、EAN 码、交叉 25 码、39 码、93 码、库德巴码、ISBT 128 码（血液信息编码）等；按照维数进行分类，条形码可分为一维条形码、二维条形码和多维条形码等[①]。

2. 条形码识别系统的组成及其工作原理

条形码符号是图形化的编码符号，对条形码符号的识读需要借助一定的专用设备，将条形码符号中含有的编码信息转换成计算机可识别的数字信息。条形码识读系统一般由扫描系统、信号整形、译码三部分组成。扫描系统由光学系统及探测器组成，信号整形部分由信号放大、滤波、波形整形组成，译码部分由译码器组成。

条形码识别系统的工作原理：要将按照一定规则编译出来的条形码转换成有意义的信息，需要经历扫描和译码两个过程。物体的颜色是由其反射光的类型决定的，白色物体能反射各种波长的可见光，黑色物体则吸收各种波长的可见光，所以当条形码扫描器光源发出的光在条形码上反射后，反射光照射到条形码扫描器内部的光电转换器上，光电转换器根据强弱不同的反射光信号，转换成相应的电信号。根据原理的差异，扫描器可以分为光笔、电

---

① 王韬. 医院信息化建设 [M]. 北京：电子工业出版社，2017.

荷耦合器件、激光扫描器三种。电信号输出到条形码扫描器的放大电路，将信号增强后，再送到整形电路将模拟信号转换成数字信号。白条、黑条的宽度不同，相应的电信号持续时间的长短也不同。译码器通过测量脉冲数字电信号 0、1 的数目来判别黑条和白条的数目，通过测量 0、1 信号持续的时间来判别黑条和白条的宽度。此时所得到的数据仍然是杂乱无章的，要知道条形码所包含的信息，还需根据对应的编码规则（如 ISBT 128 码），将条形符号换成相应的数字、字符信息。最后，由计算机系统进行数据处理与管理。

（二）二维条形码及其应用

1. 二维条形码的定义

在水平和垂直方向的二维空间存储信息的条形码，称为二维条形码（2-dimensional bar code），简称二维码。二维码采用某种特定的几何图形按一定规律在平面分布的黑白相间的图形上记录数据符号信息，在代码编制上巧妙地利用构成计算机内部逻辑基础的 0、1 比特流的概念，使用若干个与二进制相对应的几何形体来表示文字数值信息，通过图像输入设备或光电扫描设备自动识读，以实现信息自动处理。二维码是一种高密度、高信息含量的数据文件，是实现证件、卡片及表单等大容量、高可靠性信息自动存储、便携并可用机器自动识读的理想手段。它与一维条形码技术具有一些共性：每种码制有其特定的字符集，每个字符占有一定的宽度，具有一定的校验功能等。同时，二维码还具有不同于一维条形码的特点，如信息含量比一维条形码高，编码范围广，保密、防伪性能好，译码可靠性高，纠错能力强，容易制作且成本低等。

2. 二维条形码的分类

根据二维码的实现原理及其结构形状的差异，二维码可分为堆积式（层叠式）二维码和矩阵式（棋盘式）二维码两大类。

堆积式二维码的编码原理建立在一维条形码基础之上，按需要堆积成两行或多行。它在编码设计、校验原理、识读方式等方面继承了一维条形码的特点，识读设备与条形码印刷与一维条形码技术兼容。但由于行数的增加，行的鉴定、译码算法与软件和一维条形码不完全相同。有代表性的堆积式二维码有 PDF417、CODE 16K 等。

矩阵式二维码是在矩阵相应元素位置上，用点的出现表示二进制 1，点的不出现表示二进制 0，点的排列组合确定矩阵码所代表的意义。矩阵式二维码是建立在计算机图像处理技术、组合编码原理等基础上的一种新型图形符号自动识读处理技术，具有代表性的矩阵码如 QR Code、DATA Matrix 等。

3. 二维条形码技术的应用领域

条形码技术广泛应用于交通运输业、商业贸易、生产制造业、医疗卫生、仓储业、银行、邮电系统、公共安全、海关、国防、政府管理、图书馆、办公室自动化等各个领域。随着二维条形码技术的兴起，条形码技术迎来了更加广阔的发展空间。

条形码在医院中主要用于：①物资管理。条形码技术是控制合理库存数量，避免物资短缺或积压浪费的有效工具。据美国心脏协会（AHA）调查，医院物资管理部门使用条形码技术频率最高。②临床化验室及血库。条形码自动识别系统简化了化验工作程序并可有效避免差错事故，同时在血库工作中可以有效地监控与防止配血事故和交叉感染发生。③患者收费系统。条形码技术降低了患者漏费率，提高了患者收费系统的工作效率。④病案管理。⑤其他应用。条形码技术还应用于医院后勤管理、会计事务、图书管理、教学管理、人事管理、医院质量保证、护理工作、各临床及医技科室管理，以及洗衣房、患者膳食供应等工作。

条形码技术在医院的应用范围正逐年扩大，今后将以更快速度发展。

二、RFID 技术

RFID 技术又称无线射频识别技术，可通过无线电信号识别特定目标并读写相关数据，而无需识别系统与特定目标之间建立机械或光学接触。

（一）RFID 技术认知

RFID 技术是 20 世纪 90 年代兴起的一种非接触式自动识别技术。它利用射频方式进行非接触双向通信，以达到自动识别目标对象并获取相关数据的目的。

RFID 技术可根据不同的分类标准而分成不同的类型。根据采用的频率不同，可分为低频系统和高频系统两大类；根据电子标签内是否装有电池为其供电，RFID 技术可分为有源系统和无源系统两大类；根据电子标签内保存信息的注入方式，RFID 技术可分为集成电路固化式、现场有线改写式和现场无线改写式三大类；根据读取电子标签数据的技术实现手段的不同，RFID 技术可分为广播发射式、倍频式和反射调制式三大类。

与传统条形码识别技术相比，RFID 技术具有快速扫描、体积小型化、形状多样化、抗污染能力强、可重复使用、穿透性和无屏障阅读、数据的记忆容量大、安全性高等特点。RFID 技术的电子信息的数据内容可进行密码保护，不易被伪造或变造。

(二) RFID 系统的组成设备

RFID 系统由电子标签（Tag）、阅读器（Reader）和数据交换与管理系统（Processor）三部分组成。

RFID 电子标签由耦合元件及芯片组成，其中包含加密逻辑卡、串行 EEPROM（电可擦除可编程只读存储器）、CPU、射频收发器及相关电路。

RFID 阅读器为读取（有时还可以写入）标签信息的设备，可设计为手持式或定式，主要由无线收发模块、天线、控制模块及接口电路等组成。

数据交换与管理系统主要完成数据信息存储及管理、对卡进行读写控制等。

(三) RFID 系统的工作原理

阅读器将要发送的信息，经编码后加载在某一频率的载波信号上经天线向外发送，进入阅读器工作区域的电子标签接收此脉冲信号，卡内芯片中的有关电路对此信号进行调制、解码、解密，然后对命令请求、密码、权限等进行判断（在 RFID 系统中，阅读器必须在可阅读的距离范围内产生一个合适的能量场以激励电子标签）。若为读命令，控制逻辑电路则从存储器中读取有关信息，经加密、编码、解密后送至中央信息系统进行有关数据处理；若为修改信息的写命令，有关控制逻辑引起的内部电荷泵提升工作电压，提供擦写功能，对带电可擦可编程只读存储器（EEPROM）中的内容进行改写，若经判断其对应的密码和权限不符，则返回出错信息。

（四）RFID 技术的应用领域

RFID 技术在国内外发展迅速，特别是在国外的应用已呈多元化趋势。根据 RFID 技术的不同特性，RFID 技术应用可分为近距离检测、远距离检测、可读可写型标签，以及通用性方面等应用。近距离检测的应用主要是财产管理、零售业、社会安全、注册、自动生产线和生产过程管理、赝品鉴别、动物识别、物流管理等；远距离检测的应用主要是财产管理、零售业中的库存管理、社会安全方面的敏感物资管理和敏感人员管理、快速空间定位应用、缺席检测应用、仓库与运输过程管理等；可读可写型标签的应用主要是财产管理、零售业中的运输和仓库管理、社会安全方面的敏感物资控制和敏感人员控制、防伪鉴别中的钱币以及药品和食品业的完全可跟踪性；通用性方面的应用有敏感物质控制、敏感人员控制等。

RFID 技术在医院的应用主要集中在医院血液管理、供应室 RFID 管理、母婴 RFID 管理、医院移动资产 RFID 管理、病床消毒 RFID 管理、传染病特殊病区 RFID 管理、医疗垃圾 RFID 管理等多个方面。

第五节　云计算与物联网技术

计算机技术正在向人工智能、神经元网络计算机和生物芯片方向发展，其中云计算和物联网技术是高科技的产物，在医院信息化进程中起着十分重要的推进作用。

一、云计算

从 2008 年起，云计算概念逐渐流行起来，由于它使得超级计算能力通过互联网自由流通成为可能，故被视为"革命性的计算模型"。云计算是一种按使用量付费的模式，这种模式提供可用的、便捷的、按需的网络访问，进入可配置的计算资源共享池（资源包括网络、服务器、存储、应用软件、服务），只需投入很少的管理工作，或与服务供应商进行很少的交流，就可以快速提供这些资源。最简单的云计算技术在网络服务中已经随处可见，如云盘通过互联网为企业和个人提供信息的存储、读取、下载等服务。

（一）云计算的主要服务形式

云计算包括以下几个层次的服务：

（1）基础设施即服务。基础设施即服务（IaaS）通过网络向用户提供计算机、存储空间、网络连接、负载均衡和防火墙等基本计算资源，用户在此基础上部署和运行任意软件，包括操作系统和应用程序。用户无需购买、管理和维护云计算基础设施，而是根据实际使用的存储容量来付费。著名的IaaS平台有 Amazon EC2、OPENStack、谷歌 GCE、Eucalyptus，以及 Cloud Switch 等。

（2）平台即服务。平台即服务（PaaS）将操作系统、编程语言的开发环境、数据库、服务器、硬件资源等服务提供给用户，用户在其平台上可以定制开发自己所需要的应用程序和产品，并通过其服务器和互联网传递给其他用户。Google App Engine、Salesforce 的 force.com 平台是 PaaS 的代表产品。

（3）软件即服务。软件即服务（SaaS）是指服务提供商将应用软件统一部署在自己的服务器上，用户根据需求通过互联网向厂商订购应用软件服务，服务提供商根据用户所订软件的数量、时间的长短等因素收费。其优势是由服务提供商负责维护和管理软硬件设施，用户不再像传统模式那样花费大量资金在硬件、软件、维护人员上，只需要支出一定的租赁服务费用，即可通过计算机、手机、平板电脑等智能终端随时随地使用软件。苹果公司的iCloud、谷歌公司的 Google Apps、微软公司的 Office 365 等都是 SaaS 的代表产品。

（二）云计算技术在医院信息化建设中的应用

在医院信息化建设中，医院一般使用不同的计算机、软件和外存储器来存储数据和图像，但医学影像资料的容量巨大，使得不同的医疗卫生机构如医生办公室、医院和专科门诊等在数据互通性上出现了严重的问题，而以云计算为基础的数据共享技术则很好地解决了这一难题。由于所有的资料都存储在互联网上，该项技术既可以使医疗卫生机构共享如患者化验结果和病史等简单资料，也可以让患者随时查找到他们的资料。[①]

区域卫生信息网络（regional health information network，RHIN）是一个非常复杂的系统，系统处理的信息非常复杂，信息量也很大，要求信息共享具有高度集成性。为了更好地建立区域卫生信息化，云计算平台应运而生。这个平台由三个层次共同组成：第一个层次是服务管理，其最主要的任务是使计算机系统和区域网络系统能够在云平台上统一处理计费；第二个层次是区域应用，即把它变成一个虚拟的应用在平台上运转，而不是要在每一台计算机上应用；第三个层次是虚拟资源，虚拟资源就是要求把服务器、存储器、网络做成后台，能够把更多的资源提供给各种各样的人来用。因此，云计算可以分解成一些不同的应用，如公有云、私有云、社区云等。

二、物联网技术

物联网（the internet of things，简称IOT）是指通过各种信息传感器、射频识别技术、全球定位系统、红外感应器、激光扫描器等各种装置与技术，实时采集任何需要监控、连接、互动的物体或过程，采集其声、光、热、电、力学、化学、生物、位置等各种需要的信息，通过各类可能的网络接入，实现物与物、物与人的泛在连接，实现对物品和过程的智能化感知、识别和管理。物联网是一个基于互联网、传统电信网等的信息承载体，它让所有能够被独立寻址的普通物理对象形成互联互通的网络。物联网被称为继计算机、互联网之后的世界信息产业的第三次浪潮，具有广泛的应用需求和巨大的产业发展空间。

（一）物联网的层次划分

从技术架构上来看，物联网可分为三层，即感知层、网络层和应用层。

感知层由各种传感器以及传感器网关构成，包括二氧化碳浓度传感器、温度传感器、湿度传感器、二维码标签、RFID标签和读写器、摄像头、GPS等感知终端。感知层的作用相当于人的眼耳鼻喉和皮肤等神经末梢，它是物联网识别物体、采集信息的基础。

---

① 吴亚杰. 数字化医院 [M]. 郑州：河南科学技术出版社，2015.

网络层由各种私有网络、互联网、有线和无线通信网、网络管理系统和云计算平台等组成，相当于人的神经中枢和大脑，负责传递和处理感知层获取的信息。

应用层是物联网和用户（包括人、组织和其他系统）的接口，它与行业需求相结合，实现物联网的智能应用。[①]

（二）物联网在医院信息化建设中的应用

目前，国内已有部分医院在信息化建设中使用物联网技术，在医院中使用物联网可以大大提高医院的运作效率，提升医疗质量和服务水平。

（1）移动医生 / 护士工作站。移动医生 / 护士工作站具有实时查询患者住院情况、医嘱、药品核对，体征采集、录入，诊疗数据提取、查对，医嘱下达，电子病历查看等功能。

（2）无线门诊输液系统。无线门诊输液系统由条形码、智能识别、无线网络组成。护士采用手持掌上电脑（PDA）标签确认患者身份，扫描输液软带上的标签以确认药品，大大减少了工作隐患。

（3）生命体征采集。在患者身上安装体征传感器，通过无线传感器网络，医生可以随时了解患者的体征变化。

（4）医疗设备管理。每台医疗设备贴上 RFID 标签，记录设备的使用、维修、测试等情况，跟踪设备的位置和去向。

---

① 冯天亮，尚文刚 . 医院信息系统实用教程 [M]. 北京：科学出版社，2014.

第二章

"互联网+"模式下的医疗服务体系建设

如何满足广大人民群众的医疗健康需求、提升医疗和护理质量、改善医疗模式，以便更好地为群众服务，是我国政府、医疗单位面临的巨大难题，而"互联网+"医疗可以提供解决难题的新思路。本章重点论述"互联网+"医疗内涵、"互联网+"与医疗融合的必要性、"互联网+"医疗服务体系的构建，以及"互联网+"医疗其他服务类支持。

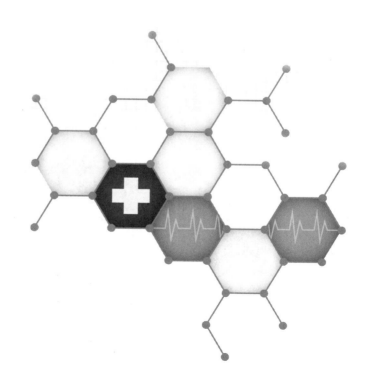

第一节 "互联网＋"医疗的内涵

一、"互联网＋"医疗的界定

"互联网＋"医疗是指以互联网为依托、以信息技术为手段，包括通信（移动）技术、云计算、物联网、大数据、可穿戴设备等，与传统医疗卫生服务深度融合而形成的一种新型医疗卫生服务业态的总称。"互联网＋"医疗可在医疗服务、公共卫生、医疗保障、药物管理、个人健康、医学决策管理等医疗卫生各个领域，包括远程医学诊疗、线上医疗支付、在线疾病风险评估和健康信息咨询、网上就诊预约、检验报告查询、电子处方、药品配送、在线健康监测、慢病管理、康复指导、基因检测等多种医疗服务形式进行创新融合，以及通过创新云医院、网络医院等提供医疗健康相关服务。[①]

由此可见，"互联网＋"医疗代表着医疗服务领域新的发展方向，有利于解决我国医疗资源分配不均衡和人民日益增长的健康需求之间的矛盾；有利于居民及时、快速、方便地获得医疗健康服务；有利于建立基层首诊、双向转诊、急慢分治、上下联动的分级诊疗模式，引导优质的医疗资源向基层下沉，实现"小病在基层、大病到医院、康复回社区"的就医新格局。

"互联网＋"医疗构建了医疗健康服务的新兴产业形态。它涉及广泛，涵盖信息技术、服务模式、政策体系、药品管理、商业投资等多个领域。"互联网＋"医疗通过改变医疗服务管理方式、便捷优化患者就医流程、缓解改善医患关系、节约和降低医疗成本，提高就医效率，为居民提供优质、便捷、高效的医学诊疗管理服务。这种新兴的医疗健康服务业态，以互联网为载体增强线上线下的互动，有利于提升政府和医院管理者的医学决策能力和管理水平。未来，"互联网＋"医疗将渗透到医疗健康服务和医疗健康产业的各个环节，商业模式也将百花齐放。

---

① 肖斌，陆晓琳. 基于"互联网＋"的新型医联体建设分析 [J]. 山东社会科学，2016（S1）：241–242.

二、"互联网+"医疗相关政策

2015年3月5日，李克强总理在十二届全国人大第三次会议上作《政府工作报告》，首次提出制定"互联网+"行动计划。2015年7月4日，国务院印发《国务院关于积极推进"互联网+"行动的指导意见》，提出包括"互联网+"益民服务等11项行动计划，推广在线医疗卫生新模式；发展基于互联网的医疗卫生服务，利用互联网提供在线预约挂号、候诊提醒、基层检查上级远程诊断和诊疗报告查询等便捷服务；促进智慧健康养老产业发展，搭建养老信息互联网平台，提供护理看护、健康管理以及康复照料等服务。

2018年4月28日，国务院办公厅关于促进"互联网+医疗健康"发展的意见，文件在健全"互联网+医疗健康"服务体系中，提出发展"互联网+"医疗服务、创新"互联网+"公共卫生服务等7项措施。允许依托医疗机构发展互联网医院，支持医疗卫生机构、符合条件的第三方机构搭建互联网信息平台，开展远程医疗、健康咨询等健康管理服务。

2018年6月5日，广东省人民政府办公厅发布《广东省促进"互联网+医疗健康"发展行动计划（2018—2020年）》，提出大力发展互联网+医疗服务、完善互联网+医疗健康价格及医保支付政策、大力发展互联网公共卫生服务、创新互联网+健康管理服务等10项主要任务，广东"互联网+医疗健康"要走在全国前列，到2020年，支持互联网医疗健康发展的政策体系基本建立，基础设施支撑体系逐步完善。

2018年7月17日，国家卫生健康委员会、国家中医药管理局发布《互联网诊疗管理办法（试行）》《互联网医院管理办法（试行）》和《远程医疗服务管理规范（试行）》，对网络医疗作出限制，仅限复诊、仅限有实体医院支撑等机构开展，强调网络诊疗的质控问题。

2019年2月12日，国家卫生健康委员会发布《关于开展"互联网+护理服务"试点工作的通知》及试点方案，确定在北京市、广东省等6省市进行"互联网+护理服务"试点，试点时间至12月。

网约护士模式首次在政策层面上迎来支持。从国家、省级政府等层面，2015年以来已经出台了一系列文件，推动"互联网+"医疗服务的发展，一些医院、企业也进行了积极探索，为"互联网+"医疗服务积累了宝贵经验。

第二节 "互联网 +"与医疗融合的必要性

对我国传统医疗行业来说，"互联网 +"医疗的融合之路势在必行。其主要有两方面原因：一是传统医疗行业问题凸显；二是我国社会老龄化日益严重。"互联网 +"医疗是改善和解决这些问题便捷、有效的途径。

一、我国传统医疗服务现存问题

第一，医疗资源分布不均。我国医疗卫生资源分配存在较大差异性，在医务人员队伍方面，我国的医务人员配置存在地域分布不均、医务工作人员专业素质水平不均等状况，尤其在农村和城市的社区医疗机构，卫生人才的数量和水平远远无法满足城乡居民的就医需求；在物力和财力方面，大城市的医疗资源配置相对完善，但农村和偏远山区存在较大差异。同时，同在城市中的三级医疗机构的医疗资源配置明显强于社区机构，使得城市居民无论大病小病都大量涌入三级医院就医，不仅造成医疗资源的浪费，还引发看病难、看病贵的现象。

第二，医疗保障缺口较大。在现存的传统医疗体系中，医保基金分担能力弱，医疗费用迅速增长等问题使普通老百姓的医疗负担没有得到减轻，并导致看病贵的现象愈演愈烈。

第三，分级医疗体系效用低。尽管我国分级医疗体系构建已完成，但仍然难以减缓三级大型医疗机构的数目不断增加、规模不断扩大、诊疗人次不断上升的速度。一级医疗机构床位使用率较低，患者大量涌入三级医疗机构就医，造成在三级医疗机构看病难、一级基层医疗机构相对冷清的局面，分级医疗制度体系未充分发挥其效用。

第四，医患关系紧张，医患矛盾频发。由于看病难、看病贵等问题的长期积蓄，引发医患关系紧张，患者对医生产生不信任感。近几年，我国医患矛盾事件不断升级，愈演愈烈。全国医疗卫生机构发生医患纠纷、医患对抗、恶性伤医事件的数量都呈现有逐年递增的态势。医患矛盾事件大量、快速地爆发，冲击正常的医疗秩序，已经成为影响我国社会秩序的新问题。

二、我国社会老龄化问题

人口老龄化已成为世界各国普遍面临和关注的社会问题之一。依照联合国最新标准，当一个国家65岁以上老年人口超过总人口的7%，即视为该国家已进入老龄化社会。2001年，我国65岁及以上老年人口占比达到7.1%，我国正式进入老龄化社会。中国人口老龄化具有绝对数量大、进展速度快、区域不均衡等特点，对我国经济社会发展造成一定压力，并对我国医疗设施提出更高要求。这导致我国在人口老龄化的状况下，没有足够的经济支撑老年人的医疗保障服务。这就要求我国的传统医疗加快"互联网＋"的步伐，从而更好地调配社会资源，最大限度地降低成本和减少浪费，解决老龄化状况下的中国医疗难题。

三、医疗服务体系的必然发展趋势

对传统医疗服务体系本身来说，"互联网＋"模式成为一条便捷、有效的改革必经之路。传统医疗服务体系须借助互联网顺势变革，通过"互联网＋"模式下的大数据、云平台、移动互联网、可穿戴设备等新技术，重新构建新的医疗生态链。"互联网＋"医疗还对于当前医疗资源配置错位，以及医院的管理无法有效、及时服务于各类患者等问题的改善产生积极作用。"互联网＋"医疗将通过改变就医模式、改善就医体验、重构医患生态等方式，达到提高医疗服务效率、降低医疗费用的效果，使患者享受到安全、便利、优质的诊疗服务，改善医患矛盾，从根本上解决看病难、看病贵等问题，保障医疗秩序的和谐稳定。

从全球范围看，现代医学正进入4P（prevention，预防；prediction，预测；personalization，个性化；particular，参与）时代，强调社会参与，早期预测、个性化与早期治疗，随之而来的是医疗健康服务范围的扩大和人们对医疗保健及增进健康等服务的迫切需求。对我国目前医疗服务领域来说，"互联网＋"医疗正在成为一种发展趋势。[①]

————————

① 李颖，孙长学."互联网＋医疗"的创新发展 [J].宏观经济管理，2016，000(003)：33-35.

第三节 "互联网 +"医疗服务体系的构建

一、"互联网 +"医疗服务政策体系的构建

建立和制定"互联网 +"医疗配套的相关政策是其健康有序发展的基石。国家和政府要根据当前发展的新形势和多元化需求，逐步修改和制订相关政策，以更好地规范互联网医疗健康服务。

(一)"互联网 +"医疗服务政策体系的结构维度

明确政策体系结构维度是明确框架结构的前提，"互联网 +"医疗服务政策体系框架可从三个维度来确定。

(1)核心要素维度。从发展角度来看，"互联网 +"医疗的核心要素在于使用信息技术对医疗卫生信息资源进行持续性的开发和应用，优化服务流程，提高工作效率，辅助决策支持，实现便民、利民等医疗卫生体制改革的目标[①]。

(2)依存性维度。从支撑角度来看，"互联网 +"医疗工作有序推进，需要除了核心要素之外的众多配套政策作为支撑，其中包括"互联网 +"医疗相关法律法规的完善，与"互联网 +"医疗建设相关的服务体系和技术规范的完善，"互联网 +"医疗核心信息资源管理，信息资源归属权和隐私保护政策等。

(3)水平性维度。从延伸角度来看，"互联网 +"医疗未来发展需要众多新技术、新产品等创新性的产物作为载体，其发挥的作用也不仅仅局限于医疗卫生领域和医疗卫生机构范围之内，将水平延伸到与人口健康相关的各个细化领域。对于"互联网 +"医疗相关的新技术的引进、新产品研发的扶持、知识产权保护、财政和税收政策的支持等方面需要由国家或地方政府出台配套的产业发展政策。

---

① 李勇坚. 以"互联网 +"推进医疗体制改革 [J]. 党政干部参考，2017(5)：44–45.

(二)"互联网+"医疗政策体系的框架结构

根据"互联网+"医疗政策体系机构维度涉及的内容,"互联网+"医疗政策体系应主要包括法律法规(laws and regulations)、人口健康信息管理与应用政策(application and management policy)、服务体系政策(servers system poliey)、产业发展政策(industry development policy)和技术创新政策(technology inovation)。各类政策的主要建设分析和建设内容如图 2-1 所示。①

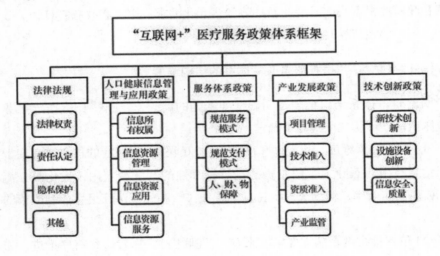

图 2-1 "互联网+"医疗服务政策体系框架

1. 法律法规

在"互联网+"医疗政策体系中,新技术的应用为传统医疗服务体系带来了巨大的变革。新的技术问题带来诸多新的问题,特别是在"互联网+"医疗服务的合法合规上,需要对相关法律法规进行完善。

新技术应用的法律权责是对"互联网+"医疗相关新技术应用带来相关事件、服务的法律权责。如电子病历的法律证据问题,电子病历的电子签名的合法性问题,现在已通过相关政策法规加以明确。但是对网上诊断的合法性、"互联网+"医疗的伦理问题等法律权责尚未明确。

---

① 吴亚杰. 数字化医院 [M]. 郑州:河南科学技术出版社,2015.

"智慧医疗"服务的责任认定是对智慧医疗服务相关医疗事务的责任认定规范。针对移动医疗、远程医疗、互联网医疗等医疗服务,对于医疗事故的责任认定涉及服务方、移动方、远程方、网络提供方和设备提供方等诸多责任方,确定各相关责任方的责任,是保障相关服务稳定发展的重要内容。

人口健康信息隐私涉及人口健康信息相关隐私权利、隐私侵害认定、隐私维权主张的相关政策。海量人口健康信息的整合共享支撑了"互联网+"医疗服务优化和管理变革,但各级整合的人口健康信息面临极大的信息安全隐患。一旦出现信息安全事件,隐私权的侵害无可避免。确定人口健康信息的隐私权、保护公民隐私权利主张是维护社会安定的重要组成部分,也是我国依法治国的重要体现。①

随着"互联网+"医疗的发展,新的技术和服务将带来更多的新形势和新问题,这些都将需要通过不断优化完善"互联网+"医疗的相关法律法规,确定"互联网+"医疗服务的合法性等来适应和解决,从而保障社会顺利发展和社会秩序的稳定。

2. 人口健康信息管理与应用政策

"互联网+"医疗的核心是人口健康信息的应用。规范合理的人口健康信息资源管理和应用是保障"互联网+"医疗政策保障体系的核心。人口健康信息资源所有权属的政策是明确人口健康信息所有权、管理权、监督权及相关权力管理机构职责的一系列政策。人口健康信息资源管理与应用首先需要明确信息资源是谁的、谁来管、谁来监督等问题。目前《人口健康信息管理办法(试行)》已初步明确了相关权属问题。

人口健康信息资源应用政策是指规范人口健康信息合理、合规应用的相关政策。当前人口健康信息资源应用主要在医疗卫生服务和管理领域。人口健康信息资源对于医药、保险、健康产业等相关产业的科研发展、技术创新和产业发展方面都有着巨大的应用空间。通过相关政策规范引导是推动其发展的重要手段。

人口健康信息资源服务政策是以信息资源作为服务向申请方提供,保

---

① 花建修."互联网+"环境下的医院信息安全[J].电子技术与软件工程,2019(20):202-203.

障信息安全，监督信息使用的相关管理政策。只有将信息作为社会公开服务，需要相关资源的组织、机构才能够顺利开展相关应用研究。引导社会力量的参与，是发挥人口健康信息资源价值，充分推动"互联网+"医疗发展的关键途径。信息安全是有效保护隐私权的技术前提和保障。美国的健康保险携带和责任法案（HIPAA）确立了对健康信息进行保护的一系列国家标准。HIPAA要求制定电子医疗保健信息交换的安全标准，指明与电子健康信息管理、技术等相关的安全程序只能由法律规定的授权部门执行，以保护涉及隐私保护的电子医疗信息的安全。该标准还要求为每位患者提供唯一的识别符作为电子签名，从而起到用户认证、一致性、不可抵赖性等重要作用。

3. 医疗服务体系政策

"互联网+"医疗发展带来服务体系的巨大变革，很多传统的政策不能满足新技术、新服务的管理和保障要求。

规范服务模式政策是指规范"互联网+"医疗相关服务流程、服务管理、服务激励等一系列保障和促进政策。如服务定价、服务利益分配、网上医院、移动医院规范等。

规范服务支付政策是指"互联网+"医疗相关涉及支付相关的保障和促进政策。如移动医疗的医保支付、"互联网+"医疗新服务中机器人手术的医保支付等。

人、财、物保障政策是指为保障"互联网+"医疗服务管理相关人才队伍、项目建设资金保障和其他相关物资管理和设备保障政策。人、财、物政策的长效保障是"互联网+"医疗服务体系稳定发展的基础。

4. 产业发展政策

"互联网+"医疗产业发展政策是通过规范项目管理，保障"互联网+"医疗项目建设质量；通过技术准入和机构准入的相关政策，规范产业发展市场通过产业监督政策，合理整合信息，对"互联网+"医疗产业项目和相关方进行监管，保障"互联网+"医疗整体发展。

规范项目管理是指在"互联网+"医疗相关项目建设中，应用项目管理相关理论，落实规范项目立项、项目监理、项目管理和项目评价制度，保障

"互联网＋"医疗项目建设质量的相关政策。

技术准入政策和机构准入政策，是在"互联网＋"医疗技术与服务过程中，通过科学合理的准入门槛设置，提高产业技术服务质量，保证市场稳定发展的相关政策。

产业监管政策是以政府项目监管为抓手，实现对"互联网＋"医疗项目建设相关方的综合监管，通过市场机制条件，引导项目建设相关方合理竞争，实现产业项目信息公平公开的相关政策。

5.技术创新政策

"互联网＋"医疗技术创新政策是通过技术层面的建设发展相关政策。其内容主要包括设施设备的创新政策、新技术创新政策和信息安全、质量等标准。设施设备创新政策和新技术创新政策是通过政策引导鼓励，推动我国"互联网＋"医疗相关技术自主知识产权研发，保障我国"互联网＋"医疗建设核心竞争力的重要政策保障。

信息安全质量等标准包括"互联网＋"医疗相关信息安全标准、信息质量标准、业务标准、管理标准和新技术应用标准等。"互联网＋"医疗标准体系的完善是对"互联网＋"医疗健康发展的重要支撑。

二、"互联网＋"医疗服务体系技术的分层架构

拥有一套基于互联网技术的应用架构，是智慧医疗服务体系的主要特征。该架构从技术层面可分为三层：一是应用层，根据医疗实际发生场景和业务类型，可细分为急救、慢性病、院前救治、个人健康等四大类和若干子项。二是网络层，主要为智慧医疗体系提供数据联通、网络通讯等技术支持，并对业务终端进行管理控制，其中可设有线网络和无限网络，可以应用当前各大电信运营商提供的基础商用网络服务，也可使用商用加密网络，利用网关在服务器和终端之间进行数据传输、储存和协议转换。三是终端及感知延伸层，指各种智能化的传感器终端设备，如基于联网功能的智能血压计、血糖仪、心电图仪等，通过这些终端，更多的医疗健康监测业务可实现远程操作。

（一）感知类技术在"互联网＋"医疗服务体系中的运用

感知类技术具有四个方面的特点：灵活性高、场景适应性强、安全性高、抗干扰性强。"互联网＋"医疗服务体系场景中的感知类相关技术主要包括无线传感网技术、无线躯体传感网技术、低能耗通信技术、终端直通关键技术、近场定位技术和核心芯片研制技术等。

（1）无线传感技术。无线传感技术的概念来源于一个由美国国防部部署的先进技术研究计划项目，系统管理者可以通过无线传感网来结合感测、运算，以及联结功能不同的传感器，实现监控和侦测在其感测范围之内环境与目标的状态，这些状态信息可以通过无线网络回归到主机，从而使系统管理者据此作出适当的处理。

（2）无线躯体传感网技术。无线躯体传感网技术又称体域网，是无线传感网的一个分支，是通过佩戴各种传感仪器，实现对身体活动信息，如心率、血压、体温等进行长期、持续的监测。这种检测利用传感器的无线传输，无需与固定仪器连线，不会影响人的活动。同时，对连续采集到的数据进行提取、分析和处理，形成长期连续的跟踪报告，达到实时监测身体健康、疾病早期预警的目的。这种健康监测方式是未来加强人对疾病的自预防、自诊断、自监护的发展方向。目前，这种检测方式已经很好地应用到了体育运动（监测运动强度、消耗、运动轨迹及营养摄入搭配等）等人类活动中。

（3）低能耗通信技术。低能耗通信技术主要解决移动健康设备在不同应用场景中的低能耗通信问题。在设计中，可以以现有的近人体信道衰落模型为基础，为近人体设备建立射频前段系统级能效模型，一方面考虑人体组织对无线电波的吸收，另一方面兼顾分析不同组织之间的折射与反射对无线电波产生的影响。

（4）终端直通关键技术。终端直通关键技术主要面向远程医疗，通过小区资源复用、协作中继和网络编码等技术，改善覆盖，增加区域容量，是MT-Advanced 未来关键技术之一。

（5）近场定位技术。近场定位技术即室内定位技术，利用无线传感器网络中的定位机制，实现对人的准确定位，包括红外线定位、超声波定位、无线射频识别技术、超宽带技术、WiFi 技术、ZigBee 技术，以及基于图像分析的定位技术、信标定位技术和三角定位技术等。

（6）核心芯片研制技术。核心芯片研制技术针对低功耗人体监护节点设备的要求，目前采用集医疗健康信号采集、通信、网络协议于一体的低功耗芯片系统，采用高密度 SIP 模块。

随着"互联网＋"医疗应用功能的逐渐丰富，实时检测性更强，使用更为方便，具有智能化、便捷化、低成本等特点的医疗健康感知终端将得到广泛使用，从而使用户享受的医疗服务质量不断提高，使整个医疗卫生的信息管理水平大大提升，并使医疗主管部门的医疗统计水平和成本控制取得更大的进展。伴随着"互联网＋"医疗的发展，感知类关键技术也越来越受到业内人士的关注和重视。特别是在智能医疗产业链中，科研机构和企业均投入较多资源进行医疗健康感知类技术突破及核心产品研发。

（二）通信类技术在"互联网＋"医疗服务体系中的运用

基于"互联网＋"的大平台下，"互联网＋"医疗体系涉及功能强大的各种医疗信息管理系统（如 HIS，PACS 和 EMR 等），医护人员可以通过网络远程管理这些系统，大幅度提高了工作效率。网络成为医院人员工作中不可或缺的资源。越来越多的无线网络和有线网络关键技术被逐渐引入到智慧医疗应用领域。

1. 无线网络（WLAN）

WLAN 突破了有线网络固有的终端设备移动不方便、部署复杂麻烦和布线凌乱等局限性。WLAN 在医院的医疗器械应用方面，主要部署在病房、急诊室、ICU、手术室和输液室等需要医护人员移动工作的区域，以满足医护人员在患者身边开展各种即时性医疗救护工作需要。

基于移动通信网络的医疗信息架构包括患者及医务人员侧的移动医疗健康设备、移动通信网络、系统支撑平台三个方面。医疗移动支撑平台本质上是一个 IT 平台，该平台使用移动网络产生的数据来提供增强的移动健康业务，具有安全功能，以及 B2B 医疗数据交换、B2B 管理、开通与确认、Web 开户、计费、通知等功能。

2. 有线网络

目前，在我国的"互联网+"医疗体系中，医疗服务机构之间固定通信网络大多采用电信运营商的电子政务外网。电子政务外网划分为公用网络区、专用网络区和互联网接入区三个业务区域。这三个区域采用 MPLS VPN 逻辑隔离，所有部门的应用按需要部署在这三个区域中。各级政府部门通过公用网络区实行互联互通，部署资源共享和协同类业务；专用网络区为有特定需求的业务部门开辟虚拟专网，为少数部门的敏感数据提供相对隔离的通道；互联网接入区是各部门通过逻辑隔离安全接入互联网的网络区域，政府部门供公众访问的互联网门户网站及相关业务系统均部署在该区域。卫生信息平台还需要与众多的政府部门的其他业务系统进行数据交换，一般的卫生信息平台及相关的业务系统部署在政务外网的公共网络区。对于个别有保密要求的业务系统建立卫生系统 VPN，提供相对隔离的传输通道。

伴随"互联网+"的切入和发展，智慧医疗对移动通信网络提出更高的要求，不仅要有灵活的组网能力、高效的数据传输、精确的无线定位，还要具备服务质量（QoS）的保障能力、轻量级的移动性管理、高效和资源调试能力、抗电磁干扰能力和高安全性。

（三）信息类技术在"互联网+"医疗服务体系中的运用

在"互联网+"医疗体系中，信息类技术提供的发展支持尤为重要，下面主要研究四个方面的信息类技术：

（1）普适计算相关技术。普适计算是指在普适环境下，人们能够在任意时间、任意地点以任何方式获取网络信息服务的技术。普适计算代表着虚拟技术的反面，它使计算机融入人们的生活空间，形成一个"无时不在，无处不在而又不可见"的计算环境。它将对人们享用"互联网+"医疗信息服务的方式带来变革。

（2）云计算相关技术。云计算是基于互联网相关服务的增加、使用和交付模式，一般涉及通过互联网来提供动态、易扩展且经常是虚拟化的资源。

（3）标准化、协同化服务管理技术。基于标准化格式提供自治共享的服务管理技术，即面向 Web 服务的目录、安全、资源、SOAP 和 XML 等基础公共服务，以支持服务的高效组织与发现、安全访问控制、资源统一表示、消息传输及数据展现等技术，可以为远程医疗服务平台提供高效、安全的运行支撑机制。

（4）医疗信息数据挖掘技术。基于数据挖掘技术在"互联网＋"医疗辅助决策分析中的应用研究，开展数理统计、聚类、决策树和神经网络等挖掘算法关键技术的研究，通过对海量历史数据的挖掘，发现共性特征和识别关键模式，为诊断提供有效的参考。具体来说，就是利用多元决策树将世界上对同类疾病处理的临床指南与诊断指南结构化为智能的辅助决策系统；该决策系统将作为医疗服务前端的职能控制后台，这样可以让医护人员在使用终端云服务的过程中逐步习惯询证医学意义上的临床规范操作。

在"互联网＋"医疗整体架构体系中，信息类技术的应用呈现出海量数据存储与处理、业务协同、多类型信息并行处理、海量医疗健康数据挖掘等特点。这些宝贵的医疗信息资源对疾病的诊断、治疗和医疗研究都是非常有价值的，利用这些海量的信息资源为疾病的真谛和质量提供科学的决策，总结各种医治方案，可以更好地帮助医院决策管理，做好医疗、科研和教学服务。

（四）安全类技术在"互联网＋"医疗服务体系中的运用

随着移动医疗终端的逐步开放和数字医院业务平台数据交互外延不断扩大，如果信息安全防护的管理技术手段没有及时跟上，那么安全难题将会出现在物联网及智慧医疗承载的网络中，特别医疗健康类数据涉及生命安全和隐私管理，其安全形势将更加复杂。面对"互联网＋"带来的安全挑战，医疗发展需要从以下三个方面增加安全保护：

（1）从医疗网络接入层——网关角度，将自身安全威胁、降低到最小。针对网关，应从硬件和软件结构入手，制定一系列安全策略，以保证其承载业务应用的安全可靠。在软件部分，应着力于用户数据安全机制、应用软件安全机制、操作系统安全机制和通信安全机制；而在硬件部分，应着重关注可信硬件平台和用户识别卡的安全，接入网关的存储芯片应具有完整性和机密性保护机制。除此之外，为用户存储区单独划分一个高安全级别的存储区域，同样采用硬件加密存储的方式对数据进行加密存储，用户可以通过人机界面对用户数据存储区域进行选择，将私人敏感数据存储在该特殊区域。

（2）"互联网＋"医疗在带动大批传统医疗健康垂直业务充分整合的同时，还与移动通信业务（语音、彩信和短信等）充分融合，这都给业务管理平台增加了安全风险。以远程医疗为例，不仅存在用户交易欺诈、钓鱼网站断链等网络安全威胁，甚至还面临着短信交互风险、隐私泄露或滥用风险等特殊安全隐患。这就要求要提高访问控制与数据传输安全要求，完善安全实施方案与相关技术等措施。

（3）加强对移动医疗终端的安全保护。移动医疗终端面临的安全威胁既有移动通信技术固有的问题，如无线干扰、SIM 卡克隆和机卡接口窃密等，也有由于医疗终端特殊数据需求带来的新型安全威胁，包括隐私信息泄露和恶意攻击等。

从技术角度来看，安全是对信息与信息系统进行攻击与保护的过程，围绕着信息系统及信息自身的机密性、完整性和可用性等核心安全属性，具体作用于基础设施安全、运行安全和数据安全三个层面。基于此，如何同时保证医学信息资源的外部合法用户访问和内部局域网安全运行，成为建设高性能、高可靠性、安全可管理的"互联网＋"医疗的关键。而安全技术包括加密技术、数字签名技术、审计监控技术、防火墙技术、入侵检测技术和病毒防范技术等。

第四节 "互联网＋"医疗其他服务类支持

"互联网＋"医疗服务体系的建立需要有相应的服务类支持来保障和维护体系的运行，以适应由传统医疗服务体系向智慧型医疗服务体系的过渡。下面主要从支付服务制度、人财物保障、激励支持政策等角度入手，探讨建立"互联网＋"医疗服务体系的服务类支持。

一、"互联网+"医疗服务支付服务制度

(一)统一"互联网+"医疗服务项目的收费标准

随着"互联网+"医疗信息技术的发展,新增了许多医疗服务项目,如远程手术、网上问诊等,但尚未明确各项收费项目和标准。医疗机构自主定价时,由于缺乏较为合理的定价依据,价格调整也较随意,导致患者就诊时对新兴医疗服务项目收费存在疑虑。因此,应统一"互联网+"医疗服务项目的收费标准,出台相关服务项目收费标准,医疗机构严格按照标准收费,同时开具符合相关规定的医疗机构收费票据。除此之外,对于远程医疗等涉及多方医疗机构的服务项目,应制定相应规章,明确医疗机构间对所收费用的分配原则。①

(二)将"互联网+"医疗服务项目纳入医保报销范围

政府部门应加大政策引导,逐步将"互联网+"医疗服务项目纳入各级基本医疗机构保险诊疗项目目录内,在政策上将"互联网+"医疗服务项目纳入医保报销或新农合等医疗报销范围,让更多患者可以享受到优质便捷的"互联网+"医疗服务。

(三)实现在线支付平台与医保的对接

线上支付在电子商务领域是成熟的核心技术,然而在医疗卫生领域的应用还存在很多障碍。由于患者类型和就诊流程不同,医疗支付包含很多收费、退费、费用减免、医保支付、新农合支付等内容,特别是医保交易必须要使用医保卡安全认证,造成许多线上支付只能以自费形式完成。因此线上支付如何与医保机制有机结合需要进一步政策加以完善。

目前医保线上支付需解决的关键问题有:①医保账户的安全性;②医保支付的身份真实性;③医保数据与网上医院、网上药店系统安全对接等问题。建议组织力量开展通过第三方金融支付平台进行医保支付的政策研究,

---

① 肖斌,陆晓琳.基于"互联网+"的新型医联体建设分析[J].山东社会科学,2016(S1):241-242.

探讨制定基于移动支付的医保信息安全、医保费用监管、与第三方金融支付平台的清算方式等方面的政策保障措施。借助第三方金融支付平台开展在线支付诊疗费用服务将是未来移动医疗主要的服务项目之一。

二、"互联网+"医疗服务人财物保障支持

(一)政府加大政策、资金与技术投入力度

"互联网+"医疗服务由于涉及更多新技术以及配套硬件软件,其服务成本和售价显然明显高于传统医疗服务。

从社会需求角度,"互联网+"医疗服务最需要在两种场合下优先推开:一是高端医疗服务,着眼于进一步提高服务水平,满足高端消费需求,高端医疗机构不吝于购买性能较好的"互联网+"医疗体系所需要的硬件设备、网络和系统支持,但是这样一来"互联网+"医疗服务价格大幅上升,范围势必进一步收窄。二是农村和偏远地区,由于缺乏医疗设备和优秀医生,这些地区更加需要通过互联网的远程支持来迅速提升医疗卫生事业水平,但是显然这些地区相对更加无法承担设施投入费用。因此,政府相关部门应当对这几类已发展或亟待发展"互联网+"医疗的地区,加大政策、资金等方面投入,引导和指导新技术实施。[1]

政府有关部门应当注重"互联网+"医疗发展的引导指导,首先,应当从引导行业发展的角度,前瞻性的出台指导性文件,其次,适时制定相应制度和文件汇编,规范行业发展,缩短政策滞后期。同时,还应当大力鼓励扶持"互联网+"医疗,出台减税、补贴等优惠政策,加大扶持资金投放,用于技术体系的研发推广和硬件的铺设、维护。应当从公共服务均等化的角度,重点加大对农村和偏远地区财政资金投入力度,在这些地区大力发展村民急需的"互联网+"医疗,特别提供一些农村多发病,如传染病、寄生虫病等的特色医疗服务,尽快缩小与发达地区医疗卫生服务水平的差距。最后,从我国国情来看,完全由政府买单及医院自行筹资均不现实,"互联网+"医疗的发展需要积极探索多元筹资模式。各级政府部门和医疗机构应

---

① 马勇,张晓林,胡金伟,等."互联网+医疗健康"中的个人信息保护问题探讨[J].中华医院管理杂志,2019,35(1):19.

活化投融资渠道,一方面可积极争取上级试点项目,申请专项资金;另一方面,应积极寻求社会合作,吸引集聚民资、外资等社会资本参与信息化建设。

(二)加强卫生信息专业技术人才队伍建设

人口健康信息化的发展离不开高素质的卫生信息专业技术人才队伍。然而目前并没有相关政策对这批专业技术人员给予相应保障。其存在问题和建议主要有四个方面:一是编制保障政策,事业单位编制管理相关政策比较笼统,并没有具体细致到每个类别专业技术人员需核定多少编制,因此不同医疗机构对于编制的分配也各不相同,具有一定的随意性;二是薪酬保障力度不够,卫生信息专业技术人员的薪酬福利待遇与软件公司工程师的差异巨大,容易造成人才队伍的流失;三是高校人才培养体系有待健全,目前大部分高等院校并未开设卫生信息技术专业,现实中存在学计算机的人员不懂医疗、学医疗的人不懂计算机的问题;四是缺乏规范性的培训,由于主管部门开展的专业培训较少、培训课程的设置相对不够合理,对于卫生信息专业技术人员的培训力度不够。因此,政府应出台医疗卫生机构信息化管理人员和专业技术人员配备标准等相关政策标准,明确各级医疗卫生机构对于信息化管理和技术人员的配备数量、专业和职称要求等。在全国范围内医学院校增加卫生信息化管理必修课程,增设医疗卫生信息化管理专业,建立卫生信息管理和信息化技术人员的规范化培养机制,参考全科医生规范化培养机制,开展考核、验收。

三、"互联网+"医疗服务激励与支持政策

"互联网+"医疗的发展必将对现有的医疗服务、卫生管理、医疗保障等领域的传统管理体制和业务模式产生巨大冲击。同时也为医药卫生管理体制改革和管理创新提供了宝贵的机遇。由此而带来的思维模式、服务理念、管理机制、制定规范及医疗服务模式等方面的变革,已经和正在逐步地显现出来。目前在发展"互联网+"医疗的过程中偏重于技术的研究应用,一定程度上忽略了相关激励机制和责任制定的配合,医务人员使用积极性低,项目实际推广困难,出现"建得多、用得少"的现象,导致"互联网+"医疗

项目建设成效受很大影响。建议制定相应的激励政策，提高"互联网＋"医疗活动中的劳务补偿。建立人力成本与"互联网＋"医疗服务量相关联的绩效考核机制，通过引入标准化工作量概念，综合"互联网＋"医疗服务过程中的各项因素，将不同服务项目的工作量形成标准化，并通过有效的激励机制调动各方参与的积极性。建议参考"互联网＋"其他行业的前期推广模式。

第三章

一体化门（急）诊与住院信息系统建设

　　一体化门（急）诊与住院信息系统是医院数字化建设的重要部分，它以患者为中心、以诊疗流程为主线，以经济核算为基础，对诊疗信息、资金信息、药品信息进行规范化管理，并实现全院电子病历数据的共享和交换，最终实现门诊与住院工作的全面信息化管理。本章内容包括挂号与预约挂号系统、门（急）诊与排队叫号系统、诊疗一卡通与体检系统、住院信息与患者关系管理系统。

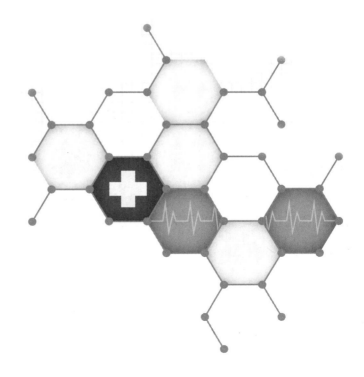

第一节　挂号与预约挂号系统

一、挂号与预约挂号系统内涵阐释

（一）挂号与预约挂号系统界定

医院挂号包括当日挂号和预约挂号两类。医院预约挂号系统是指医院利用现场预约、语音电话、网站、短信、微信、自助设备等方式为患者提供预约看病服务的系统。

医院预约挂号服务是国家卫生和计划生育委员会（原卫生部）信息化建设的基础项目之一，是医院缓解看病难的问题、提高服务品质的有效手段。医院提供预约挂号服务体现了以患者为中心的服务理念，方便群众就医咨询、提前安排就医计划、减少候诊时间、简化就医环节，有利于医院提升管理水平，提高工作效率和医疗服务质量，降低医疗安全风险。预约挂号服务在一定程度上缓解了门诊大厅挂号窗口的紧张状况，降低了患者挂号的难度。通过把医院门诊挂号信息资源共享，供患者、家庭及社会各方面使用，在最短的时间内把医生出诊信息和临时的变化公布给患者和社会用户，使他们避免了到医院就诊的盲目性，提高了挂号的准确性[①]。

（二）挂号与预约挂号系统发展历程

（1）现场挂号向远程挂号发展。传统挂号形式的挂号资源都集中在医院内部，只能在医院现场挂号。网络远程预约挂号形式，挂号资源基本对外开放，使患者足不出户就可完成挂号预约。

（2）人工服务向自助服务发展。随着自助挂号设备的投入使用，患者可以不用在挂号窗口排长队，就可自助完成预约挂号。电脑网络预约、手机网络预约、短信预约、微信预约等也是自助挂号服务的一种形式。

（3）预约登记向预约挂号发展。在网络支付平台建立以前，患者挂号只

---

① 陈秀秀. 数字化医院信息架构设计与应用 [M]. 北京：电子工业出版社，2018.

能采用预约登记的方式，还不能在线支付挂号费和诊金。现在网络在线支付平台得到成熟应用，系统会按照患者类型自动计算挂号费和诊金，使得患者可以进行在线支付交易。这才是真正意义的预约挂号，是与预约登记的显著区别。

（4）集中挂号向分散挂号发展。以前患者集中在门诊大厅排长队挂号，挂号时间长，现在医院把挂号权限分散到医生诊间、护士分诊台和各楼层的挂号窗口，对挂号人群进行了分流，缓解了门诊大厅挂号窗口的压力。

（三）预约挂号的主要形式

随着现代计算机网络信息技术的进步和在医疗领域的应用，预约挂号服务形式逐步呈现多样化。同时采取多种挂号形式进行挂号，是解决大型综合性医院挂号难问题、改善患者就医环境、减少患者就医排队时间的行之有效的途径。预约挂号形式分为预约登记和预约挂号。预约登记是指仅进行了预约资源的登记，还没有支付挂号费用，患者需要在就诊时间点到达前，提前到医院现场取号窗口缴费取号，否则所挂号码资源系统自动回收。在预约登记的基础上进行挂号费用支付，称为预约挂号。预约挂号的主要形式具体如下：

（1）现场人工窗口预约挂号：患者直接到挂号窗口与挂号服务员进行咨询预约挂号，支付挂号费和诊金，直接取得挂号凭据。

（2）热线电话人工预约登记：患者可以拨打医院预约热线电话，由客服人员负责导诊咨询和预约登记，并告知患者就诊之前要到取号窗口进行缴费取号。

（3）热线电话语音预约登记：主要针对熟悉挂号科室的患者。他们可以拨打医院预约热线电话，由语音负责导诊和预约登记，并告知患者就诊之前要到取号窗口进行缴费取号。

（4）电脑上网预约登记/挂号：主要针对熟悉电脑操作的患者。他们用电脑上网的操作技能熟练，因而能很方便地进行上网预约登记。如果网络预约挂号平台提供了在线支付服务，患者可以在网上直接支付挂号费和诊金，完成预约挂号。

（5）手机上网预约登记/挂号：手机上网预约主要针对智能手机用户群。

智能手机一般屏幕较大, 只要通过手机访问医院预约挂号网址, 便可轻松完成预约登记。如果网络预约挂号平台提供了在线支付服务, 患者可以在网上直接支付挂号费和诊金, 完成预约挂号。

(6) 手机短信预约登记 / 挂号: 手机短信预约主要是针对暂时远离电脑或商务繁忙的患者, 只要发送特定短信至预约服务中心, 便可轻松完成预约登记。如果患者选择手机服务提供商提供的支付服务, 挂号费和诊金也可以在话费中自动扣除。

(7) 手机或平板客户端预约登记 / 挂号: 通过在智能手机或平板电脑 (安卓系统或 IOS 系统) 中安装预约挂号客户端软件, 进行软件上网预约登记, 一般具有在线支付功能, 可以顺利完成预约挂号。

(8) 自助挂号机预约挂号: 医院在门诊大厅和各楼层显著位置放置自助挂号机, 由患者自己根据语音提示和触摸屏操作, 在友好的人机界面的交互下进行预约挂号。若患者对其使用不太熟悉, 还可以让现场的自助服务导诊员协助完成。

(9) 第三方预约平台登记 / 挂号: 由卫生局或第三方中介公司与医院合作, 面向患者提供各种网上预约, 手机上网、手机短信、热线电话等多种预约服务渠道。

(10) 分诊台预约登记 / 挂号: 分诊台预约登记 / 挂号是指患者前往各就诊科室的分诊台, 提供预付费储值的诊疗卡, 由分诊护士预约登记, 可以通过诊疗卡扣除挂号费用。分诊台预约挂号的前提是医院信息系统中运行了诊疗卡的预付费管理系统。

(11) 诊间预约登记 / 挂号: 诊间预约登记 / 挂号是由医生操作来完成患者预约的登记, 一般只允许挂医生自己的号。如果诊疗卡有预付费管理功能, 可以在诊间刷卡完成缴费, 实现预约挂号。

(12) 微信预约登记 / 挂号: 微信预约挂号是通过患者将诊疗卡与自己的微信作绑定, 即可通过微信交互对话的方式选择科室、医生实现预约登记或预约挂号。

二、预约挂号系统主要业务流程

预约挂号系统主要的业务流程具体如下:

（1）排班管理。排班管理的顶层业务流程：制作排版模板—排班记录生成策略—生成排班记录—调整排班记录（临时新增排班记录）。

（2）停诊。停诊是"调整排班记录"的操作之一，此功能适用于排班当日医生由于有事不能出诊的情况，停诊前，若有患者已挂出排班医生的号，医院要负责通知患者"医生已停诊"，患者接到通知后可以选择换号或退号。

（3）门诊挂号 / 预约挂号。门诊挂号与预约挂号流程有两个不同之处：第一，前者有付款交易和打印票据的过程，是不需要违约黑名单管理。第二，门诊窗口挂号有加号权限，而预约挂号则不开放加号权限。

（4）急诊分级挂号。急诊患者先到急诊分诊台，由分诊护士评估患者情况后进行病情分级，给患者开具预诊单，不同颜色的预诊单上面显示的信息包括：就诊科别、病情级别、系统疾病、就诊场所等信息。患者持预诊单到急诊挂号处进行挂号。患者无资料的，需要建卡。挂号结束后患者返回分诊台，根据病情分级的结果由护士指引到相应场所就诊。急诊分级为Ⅰ级、Ⅱ级的，直接进入抢救室抢救。

（5）取号。患者成功预约登记后，在就诊当日取号时间点截止前到医院取号窗口取号。患者未及时取号的挂号资源，系统自动按照回收策略进行回收。系统自动对爽约的患者进行违约记录，违约超过指定次数的，可以将患者列入黑名单管理。

（6）退号。一般输入挂号的票据号码来退号，若对应的挂号记录已由医生接诊，则不予退号。所退的号源按照资源回收策略进行回收。通过网络退号的应通过支付平台进行电子退款。

（7）换号。换号是在退号的基础上自动切换到挂号主界面，患者重新挂号。

三、预约挂号系统的主要功能

预约挂号系统功能可以划分为基础数据层、号表管理层、号源开放层、挂号服务层、登记挂号层、数据利用层共六个层次。

（一）基础数据层的主要功能

基础数据层表示挂号系统需要的基础数据字典，包括定义出诊时段字典、定义号名（号源名称）、定义号别（出诊医生职称）、出诊科室字典、楼层指引字典、医护人员字典、医护人员专长字典。对于集团医院，不同院区的出诊时段可能不一样，需要分别定义。出诊科室字典来源于 HIS 的门（急）诊科室和医技科室字典。楼层指引字典用于挂号单上打印就诊科室的位置。医护人员字典来源于 HIS 的门（急）诊科室的出诊医生。医护人员专长字典用于挂号过程和分诊过程的导诊。

（二）号表管理层的主要功能

号表管理层是门（急）诊安排的关键，是门（急）诊就诊流程有序的保证。具体内容包括：

（1）排班模板。排班管理员定义一周的排班母版，一般以号名为单位定义出诊时段、总号数、加号数、预约号数、限号数等，并可随时修改排班母版。

（2）生成排班记录。生成排班记录模块用来根据已定义的排班母版生成一段时间内的排班记录表。

（3）新增排班记录。新增排班记录功能用来应对医生临时增加出诊的情况。这种情况一般是相同时段仅出诊一次，以后不再在同一时段出诊。

（4）查询/修改排班记录。查询/修改排班记录模块用来对排班记录进行查询/修改，纠正与实际出诊的偏差。

（5）暂时停诊。暂时停诊功能用于停止已经挂出的排班记录，已经挂出的号，医生要负责出诊看完。

（6）停诊。停诊功能适用于排班当日医生由于有事不能出诊的情况，停诊前，若有患者已挂出此医生的号，医院要负责通知患者"医生已停诊"，患者接到通知后可以选择换号或退号。

（7）撤销停诊。撤销停诊功能用于对暂时停诊或停诊的号恢复为出诊状态。

（8）替诊。替诊功能用于实现当医生本人不能出诊时，由其他医生临时替代本人出诊。

（9）节假日调整。节假日调整功能用于将法定节假日的排班表与某一工作日的排班表进行调换或者调整为某一周末的排班表。

（10）分时段预约策略分时段预约策略是指根据医院各科室患者就诊的特点，在定义排班模板或增加排版记录时，定义各个号源的就诊时段，每个时段分配不同的挂号资源预约数。目的是使患者知道自己的就诊时段，节省就诊时间。

（三）号源开放层的主要功能

号源开放层用于定义号源的发布策略并发布挂号资源。

（1）排班记录（号源）。排班记录（号源）是指通过号表管理层的功能模块生成可以挂号的号源。

（2）排班表查询服务。挂号业务相关人员可通过排班表查询服务查询排班情况和号源剩余情况，以便回答患者的咨询和进行导诊。

（3）当日停诊号源发布服务。当日停诊号源发布服务是指医院在门诊大厅通过 LED 屏幕或大尺寸平板电视将当日的号源的停诊情况予以公布，提醒患者不要盲目排队挂号。

（4）当日剩余号源发布服务。当日剩余号源发布服务是通过门诊挂号大厅信息显示系统将当日及规定时间内门诊出诊医生的个人信息、数量、楼层分布、诊室布局、每个医生最高挂号数、目前已有挂号数、挂号费等相关数据予以公布。通过提供的大屏幕显示接口功能，实现挂号资源的大屏幕显示。

（5）按策略发布的预约资源池．对预约号源按照预约挂号不同形式定义发布策略并进行资源发布。例如，定义网络预约可以提前预约的天数；凭预约条挂号的资源不对外发布，只能通过医院现场窗口预约的规则定义等。

（四）挂号服务层的主要功能

挂号服务层向门（急）诊患者提供多种挂号形式，对急诊患者只提供在医院现场挂号，而门诊患者既可在现场，也可以通过网络远程挂号形式挂号，如窗口挂号、窗口预约挂号、电话预约登记、自助挂号、网上预约挂号、第三方预约挂号平台等形式，并向登记挂号层产生登记或挂号信息。

（1）门诊挂号。门诊患者可选择多种挂号形式挂号：可以在医院现场挂号，也可以进行远程预约登记或预约挂号。

(2)急诊挂号。急诊患者先到急诊分诊台，由分诊护士评估患者情况后，进行病情分级，手工开具预诊单。患者持预诊单到急诊挂号处进行挂号。患者无资料的，需要建卡。急诊挂号系统除录入患者的一般挂号信息外，还要录入患者的病情级别(Ⅰ、Ⅱ、Ⅲ、Ⅳ级)和初步诊断(呼吸系统疾病、循环系统疾病、神经系统疾病、消化系统疾病、血液系统疾病、泌尿系统疾病、创伤类、其他)。

(五)登记挂号层的主要功能

登记挂号层主要提供与挂号业务逻辑和数据持久化相关的模块功能。

(1)HIS预约登记记录。HIS预约登记系统的输出是产生预约登记记录。

(2)HIS预约挂号记录。HIS预约挂号系统的输出是产生预约挂号记录。

(3)取号功能。在患者取号的环节中，应注意：①系统要定义好取号规则，规定患者在相应的时段内及时取号；②定义未取号资源的回收策略，避免号源的浪费；③定义取号违约黑名单管理规则，对违约超过指定次数的患者列入黑名单管理。

(4)挂号费、诊金减免策略。国家和地方对不同预约挂号人群出台了相应的挂号费和诊金减免政策。系统能按患者费别、身份、号别、年龄段、是否退休、是否有门诊优先证等状态计算挂号费、诊金、诊金记账费。例如，持有老人证、伤残军人证的患者免收挂号费；离休的公费医疗患者挂普通门诊号可以减免诊金。已经列入公费医疗黑名单的患者不能进行诊金减免。定点医院不在本院的只能在挂急诊号时才能享受诊金记账。这些规则需要用系统的费用减免策略管理器进行预定义。

(5)取消登记。患者成功预约登记后，若不想就诊了，可以用各种方式通知院方取消预约登记。取消登记的号源系统按照回收策略进行回收。

(6)退号功能。退号环节设计上应注意：①定义退号规则，如医生接诊后就不能退号；②定义退号资源回收策略。

(7)换号功能。换号过程是先退号再挂号。有两种情况导致换号：①主观上由于挂号过程操作失误导致的换号；②客观上由于出诊医生临时停诊导致的换号。

(8)号源回收策略。系统后台任务会定期对患者爽约的资源进行自动回收。患者退号业务过程中也直接对退号资源进行回收。资源回收的策略通常是：就诊当日退号，可挂号总数加1，退号资源号码不回收利用；提前退号，可挂号总数加1，退号资源号码回收利用。

（9）票据作废重新打印。由于打印机卡纸或打印作业异常而导致票据作废的，可以通过此功能重新打印票据，原票据作废。

（10）取消／退号记录。通过取消登记和退号操作生成的回退记录，是财务日结和审计的需要。

(六) 数据利用层的主要功能

数据利用层的功能主要有：

（1）挂号信息查询、统计服务。提供与挂号数据相关的各类查询统计和数据挖掘的接口服务。

（2）挂号数据财务监控。对挂号消耗的财务票据和挂号日结的财务数据进行审计监控。按财务规定格式打印收款方式汇总单和收款分类汇总单，并结算所有挂号未结账数据。结账报表信息有：收款方式、按收款方式汇总的收费张数、收费金额、退费张数、退费金额、合计金额；汇总使用的发票号码范围和张数；汇总作废重新打印的发票号码和张数；汇总退非本人挂号的发票号码和张数，满足财务科对门（急）诊挂号员工作量统计的要求。收款分类汇总单上应打印各号别、各科室的挂号数和金额、合计金额。挂号结账单应支持结账历史的打印。

（3）门（急）诊挂号统计。能查询门（急）诊科室挂号、退号、加号、停号、号满的情况并生成统计报表。急诊病情分级的统计能按日期查询患者的病情级别和初步判断来进行，并能打印输出报表。

（4）病案统计挂号数据接口。提供接口输出病案管理系统需要的挂号门诊量的各种核算统计报表数据。

（5）面向患者的挂号查询服务。对单个患者提供语音、短信、微信、网络查询挂号预约状态、指引。

（6）面向挂号员的查询服务。能查询挂号员本人挂出的预约号、当日号、退号、患者信息、科室、医生、专科的挂号信息等。

（7）分诊系统接口服务。模块功能是向 HIS 的分诊系统提供所需数据。

四、预约挂号系统设计原则与要点

(一)预约挂号系统的设计原则

(1)采用 Web Service 接口,实现预约挂号系统与其他系统的对接。

(2)设计多渠道的预约形式,覆盖各种应用场景,适合各类人群使用。

(3)软件界面美观易用,操作快捷稳定,支持键盘操作。

(二)预约挂号系统设计实施中的注意事项

(1)实名制免费预约挂号。实名制网络免费预约挂号要求所有预约均需要提供患者的门诊诊疗卡号。实名制的好处是建卡在医院内部进行,保证患者在医院具有唯一主索引,避免资料重复泛滥,有利于患者诊治疗过程的控制和信息归档。

(2)出院患者随诊预约登记。多数住院患者在出院一段时间后需要返院随诊,如果患者在出院当日就能预约到随诊日的门诊号,那将会极大地方便患者。但是随诊日的医生排班还不确定,系统可能预约不到,这需要系统进行全程预约任务的管理。系统先将预约任务登记下来,在到达号源开放首日,系统就能提醒预约,并将预约结果通知患者。

(3)预约挂号公共服务平台接口。目前政府在大力推广预约挂号公共服务平台的建设,很多第三方预约挂号公共服务运营商陆续与医院开展合作预约挂号,要求 HIS 的预约挂号系统对外提供服务接口。Web Service 是跨系统平台的首选的接口方式,由 HIS 的集成平台对外提供统一的 Web Service 接口服务,避免每接入一个运营商都要开发新的接口。

(4)远程预约挂号的安全性设计。HIS 挂号系统通常运行在医院的局域网,网络预约挂号需要在互联网上运行,信息交换在医院局域网和互联网间发生,所以安全性必须考虑。安全网闸技术是模拟拷盘的工作模式,通过电子开关的快速切换实现两个不同网段的数据交换的物理隔离安全技术,基于网闸技术实现内外网物理隔离的网上预约挂号系统得到普遍应用。

(5)特殊科室的挂号模式。简易门诊面对的是复诊患者,为方便其就诊,患者不用挂号,直接排队就诊,挂号费可以在患者缴费时收取。特诊门诊面对的是 VIP 患者，护士站提供"一站式"服务，包括护士挂号服务，同时特诊医生排班管理也由特诊护士完成。急诊科面对的是危、重、急患者，患者挂号前需要急诊护士进行病情分级处理。系统设计时应考虑这些科室的特点。

（6）加号、停号流程优化。传统的加号方式需要医生手写凭据给患者加号，停号需电话通知号表管理员，效率很低。如果医生得到授权，在诊间里可以设置本人号源的加号（加号数有上限）、停号，那么医生和号表管理员的工作效率将得以提高。

（7）优化界面提示和指引。①停诊和挂满的号源用颜色（红色）突出显示给挂号员，而不应直接将其隐藏。②提供医生专长提示有助于新入职挂号员的自学习和患者自助挂号过程的导诊。③凭预约条挂号的号源在界面上应提供特殊的提醒，避免号源浪费。④挂号单上突出就诊序号和就诊楼层位置。

（8）挂号黑名单管理。为了减少患者预约登记后爽约不来取号和恶意退号的行为，系统应进行黑名单管理，以保证正常的挂号秩序。

第二节　门（急）诊与排队叫号系统

一、门（急）诊管理系统

（一）门（急）诊业务的特点与模式发展

1. 门（急）诊业务的特点

门（急）诊是医疗工作的第一线，是患者进行咨询、诊疗、体检、预防及保健的场所，是住院患者的主要来源，是医院管理、医疗技术和服务水平的集中反映，其服务的好坏、质量的高低、环境的优劣、收费是否合理等，都会影响医院的社会效益和经济效益的大小。因此，依靠门（急）诊管理系统加强门（急）诊规范化管理，提高服务质量是医院发展的重要环节，门

（急））诊管理系统在医院信息系统中的地位非常重要。[1] 门（急）诊业务的主要特点如下：

（1）就诊患者多，就诊时间随机。受季节、天气和社会因素等的影响，大型综合性医院的日门诊量均在数千到上万人次，要求业务系统能高效稳定的运作。

（2）就诊环节多。挂号、分诊、候诊、就诊、收费、取药、检查、检验、治疗、取报告等环节，要求系统流程以患者为中心，各环节的手续要简便实用，流程要顺畅。

（3）就诊患者流动性大、医生排班变动频繁。对业务系统数据采集质量和操作快捷简易性要求高。

（4）7天每天24小时不间断服务。对业务系统的安全稳定性要求非常高。

2. 门（急）诊服务模式的发展转变

（1）人工服务向自助式服务发展。为减少患者就医各环节排队等候时间，在门诊大厅和各楼层服务区域设立自助式预约挂号、缴费、查询打印收费明细清单、检验检查报告打印等服务，提高患者对医院服务的满意度。

（2）业务窗口服务从集中型向分散型改进。医院在门诊大厅提供集中的窗口服务，同时为方便患者，将挂号、收费窗口分散到门诊不同的楼层区域，易于患者分流。

（3）从分散型服务向一站式服务转变。门诊服务台提供统一预约平台进行放射科检查预约、超声检查预约、挂号预约、门诊清单打印、检查检验报告打印等一站式服务。门诊为特殊患者提供全程的各类咨询、挂号、审批、缴费、取报告、取药等一站式服务。

（4）从封闭式服务向开放式服务发展。为了患者足不出户就能方便快捷地享有传统院内服务，医院通过主页或与第三方中介机构合作提供对外预约挂号服务，出现了网络预约、手机短信预约、微信预约等多种服务方式。对外开放的服务逐渐从预约挂号延伸到检验检查图像报告查询、处方查询、各种检查预约服务等方面。

---

[1] 姜光瑶，陈可欣，张晗剑，等．医院门诊流程优化的调研统计分析与对策 [J]．现代预防医学，2016，43(13)：2382–2384.

（5）院内急救向院前急救模式发展。

（二）门（急）诊管理业务流程及其功能

1. 诊疗卡管理及其功能

诊疗卡管理包括建卡、卡挂失、补卡、换卡、卡修改、卡查询和发卡统计。建卡的业务流程是患者到医院就诊，要先到办卡处办理诊疗卡；为了减少排队等候时间，办卡处工作人员可以读取第二代身份证或公医医保资料库中已有的资料，减少手工录入的机会，加快患者资料采集的速度，提高资料采集的质量。

诊疗卡管理的主要功能如下：

（1）患者唯一主索引：患者唯一主索引（EPMI，即患者登记号）作为 HIS 系统的主索引，能够关联患者所有相关信息，包括基本信息、过敏信息、家族病史、历次诊疗信息、检查检验信息、患者主管医生、历次电子病历、收费情况（门诊、住院）等，同时还可以将患者的相关人员（如家属、同事）的信息进行关联，便于关联分析家族史与职业病的成员病史。患者主索引也是医保结算、客户服务、成本核算、病种分析等管理的关联主线。患者唯一主索引通常由 HIS 的建卡功能模块生成，并对其他应用系统进行分发，以保证整个系统患者基本信息的一致性。目前诊疗卡的常见形式是非接触式 IC 卡，是查找患者唯一主索引的主要载体形式之一。可以将多种载体形式（银行卡、市民卡、交通卡、身份证）的号码与登记号进行绑定，建立多对一的关系。只要做了关联，即使没带医院内部发行的诊疗卡，也可以找到患者登记号就诊。诊疗卡管理必须符合患者唯一主索引的要求，为实现不重复建卡，系统根据患者的姓名、性别、出生日期、身份证号码等关键信息进行匹配查找，有匹配结果则对建卡员进行提示和警告。

（2）诊疗卡管理功能：诊疗卡发放通常由专业人员进行操作，也有将建卡与挂号管理合二为一的形式。IC 诊疗卡还可实现电子钱包的增值应用，支持银联充值、人工充值、自助挂号付费、收费交易等财务管理功能。

（3）患者资料的采集方式：①从本院体检系统中获取资料。②从公费医疗患者资料库中获取资料：对于已实现电子化管理的公费医疗患者资料，能建立公费医疗白名单库，并定期从公医办网站下载并刷新。建卡时不在白名单库的资料即不能通过验证，不应该继续完成建卡登记。③从第三方资料库中获取资料：对于患者资料来自第三方软件系统的，应通过软件接口在线获取患者资料。例如，医保患者资料登记通过接口直接从医保系统获取患者资料信息。④从第二代身份证或市民卡中获取资料。⑤手工录入。

2. 门（急）诊财务票据管理及其功能

门（急）诊财务票据管理包括对门（急）诊挂号收费发票购入和发放的全程跟踪管理。票据管理的主要功能如下：

（1）发票购入：医院购入的发票要通过此功能及时录入系统。发票起止号码包括字母和数字的组合，前面的字母也要完整录入。

（2）发票发放：发票发放是指对发票管理员将发票分发给收费员的过程进行记录。

（3）发票转交：收费员调岗或离职后，如果手里还有未用完的票据，可以通过发票转交功能，直接转交给其他收费员。

（4）发票查询：发放记录的状态包括已用完、可用、待用。通过发票查询功能，收费员可获得当前使用的发票是哪一本和下一本待用的发票，避免拿错发票。

3. 门（急）诊收费管理及其功能

门（急）诊收费系统是用于处理医院门（急）诊收费业务的联机事务处理系统，包括门（急）诊收费、退费、审批、打印报销凭证、结账、统计等功能。系统在符合财政部、国家卫生和计划生育委员会颁发的医院会计制度和有关财务制度的基础上，要以患者为中心，优化服务流程，减少患者排队时间，提高收费工作的效率和服务质量，减轻窗口业务工作强度。门（急）诊收费的主体业务包括收费审批、收费、退费、日结账、收费查询。门（急）诊收费管理的主要功能如下：

（1）收费数据来源：①与医生工作站系统联网，可以直接从医生工作站提取收费项目，按医生开列的电子处方收费。②对于医生手写的处方，诊疗项目可由收费员手工输入或通过模板录入收费，药品处方应由药房定价录入电子处方后再收费。③若处方中有多组收费项目，按患者要求可以选择部分收费，未收费的处方项目可以再次调用收费。

（2）显示屏和语音设备接口：支持收费过程外接显示器同步显示，方便患者知情收费内容和应收、找还金额信息。

（3）支付方式：支持现金、记账、支票、银行卡、医保卡等多种支付方式。

（4）特殊科室收费：①支持急诊观察区患者收费处理，留院观察期间费用可记账，出院时对记账费用做终结，打印一张门诊收费发票。②支持体检系统接口收费，体检系统开列的检验、检查等诊疗项目能从体检系统传送到HIS收费系统，并按照符合体检系统定义的折扣算法收费。

（5）收费权限控制：收费员权限控制。收费员直接调用医生电子处方收费，不能修改医生处方，但可以按医生手写单补录诊疗项目收费。医生手写处方必须到药房划价后再收费。对患者的关键信息如自付比例修改，则需要授权。

（6）收费策略：①公费记账患者资料验证，已经列入黑名单的享受公费医疗患者的处方不能记账收费。②支持公费医疗日记账限额收费，能按各公医办单位政策规定的日记账限额标准，限制患者每日药品和诊疗项目的记账费用，超额的金额部分自费，并对患者显示和提醒。③支持公费医疗记账审批功能，收费项目审批后，可按身份比例、审批比例、审批的限额标准记账。④按医保政策，不孕不育专科、整形美容外科门诊就医的医保参保人不予使用其个人医疗账户资金。⑤支持某些科室按预先定义的价格加收比例收费。如特诊门诊某些检查、手术项目按特殊比例加收费用。

（7）公费医疗记账单管理：支持各公医办记账单单号管理，关联纸质记账单和电子记账记录，以便月底时记账单审核员进行记账单汇总装订工作。公医收费成功时能显示公费记账金额分类报表，便于收费员手工填写纸质记账单。

4. 退费业务管理及其功能

根据门诊药品管理规定，通常药品一旦发出就不能退药。特殊情况下，需经药剂师审核同意，给患者开出同意退药单，此单送达医生工作站，由医生参照此单作退药申请，并打印退药申请单。退药申请单送达药房，再由药剂师审核并确认退药数量。最后收费员根据申请单作退费处理。

（1）退费、退药：支持全退费或部分退费。必须按现行会计制度和有关规定严格管理退款过程，程序必须使用冲账方式退款，保留操作全过程的记录，应使用执行科室确认监督机制强化管理。已确认检验、检查时，必须到对应的执行科室取消执行，才能退诊疗费。

（2）退费重收：退费重收业务适合于当医保中心不能提供在线服务（如系统升级等原因）时，或者由于公医项目审批周期较长，医院可以先给予患者按自费方式结算，并当外部业务恢复或审批通过时，再重新给予患者按相应待遇统筹记账。退费重收前后，药品的发药状态和诊治疗项目的执行状态不受影响。要注意"全退费"和"全部项目重新收费"这两个步骤应在同一个事务内完成，任何一个步骤没有完成，都要进行事务回滚。

（3）退费策略。根据财务退费管理制度的需要，可能系统要设计如下的退费规则：①收费员日结账后退现金的，患者要到退费专窗退费。②按银行卡POS机收费的，POS机已日结账的，若退费金额超过1000元，只允许由医院将退款额转账到银行卡。退费金额小于1000元的，可以按现金退费。POS机未日结账的，要到原收费窗口退费。③按医保卡收费的，退费只能退到医保卡，不能退现金。

收费日结功能设计收费日结的内容应包括：发票使用清单、退费发票清单、收款方式汇总单、账单分类汇总表、公费医疗记账单清单、本院职工收费汇总表等。能查询打印历史的结账单。当系统结账结果与手工对账有出入时，可通过查询收费台账查出问题所在。

5. 门（急）诊药房配发药管理及其功能

患者缴费时，系统就已经为患者分配了取药窗口号，打印在指引单或收费发票上。药房按窗口号自动接收已收费的电子处方，自动打印配药单（或药袋）。急诊患者的配药单优先打印。配药师根据配药单上打印的药品药柜位置取药，并在配药程序中刷工卡确认配药，已配好药的患者的信息（姓名）立即发送到大屏幕的对应取药队列，患者看到有自己的名字显示就可以到对应的窗口取药。药剂师核对发药，刷工卡确认发药后系统做药品出库，同时患者信息从大屏幕队列中删除。门（急）诊药房配发药管理的主要功能如下：

（1）配药发药优先级控制：配药发药队列先按照急诊、速诊、普通的优先级排序，再按照患者缴费时间的先后顺序排序。

（2）分配取药窗口的策略：药房配药窗口设置开启和关闭两个状态。开启状态窗口的队列人数可以增减。按照窗口队列人数的多少，优先找人数最少的窗口进行分配，若队列人数相同，则随机选取窗口分配。

（3）配药单打印模式：配药单可以采取打印纸质药袋和药单两种方式。推荐采用药袋方式，因为它便于保存，既是配药单，又可以装药品（特别是散装药品），同时带有药品服用说明功能。药单方式仅具有配药功能，通常要在发药窗口配置打印机，打印不粘胶用法说明贴在药品包装盒上。如果患者退药，就不好回收贴了不粘胶说明的药品。

6. 其他业务服务及其功能

（1）功能科划价与执行管理。患者收费后到功能科室做检查、检验或输液等治疗，功能科室系统与 HIS 系统有接口的，系统自动改变项目的状态为执行。功能科室系统与 HIS 系统无接口的，医技人员需要手工确认状态为执行。处于执行状态的项目不能退费，如果特殊情况下必须退费，则需要应用"撤销执行"功能先撤销为未执行，再由医生发起退费申请。功能科室医护人员给患者诊治疗过程中发生的收费项目需要补录，可以通过功能科划价实现。

（2）综合预约服务系统。综合预约服务系统实现全院和集团医院间检验检查设备资源使用的调配管理，可为患者统一预约安排检验检查日期，使得患者尽量在短时间内完成所有安排的检查，在方便患者的同时也提高了医院医疗设备的利用率。综合预约服务系统的功能：①能对设备资源进行定义；②能查询设备可用资源数；③能在统一的资源预约界面协同安排多项检查预约；④能对资源的利用率进行统计分析。

（3）急诊绿色通道收费管理。急诊绿色通道收费管理是在患者暂时不能付费的情况下实施的"先诊疗后付费"的模式。其流程是急诊医护人员先担保收费金额，由收费员按担保额度先虚拟收费，不打印发票，系统视为已结算，患者可取药和做检查、检验等诊治疗项目。待患者款项备齐时可以补收费。补收费时，系统调出以前的虚拟收费记录，收费、打印发票。急诊绿色通道收费管理包括虚拟收费、欠费查询、补收费、统计报表等业务。急诊绿色通道收费管理的功能有：①绿色通道担保。绿色通道担保功能用于采集记录患者的被担保额度、被担保时间、担保人的信息。②虚拟收费。急诊收费员在有医护人员担保的情况下对欠费患者的担保项目进行虚拟收费。收费的支付方式是"绿色通道"。收费员的结账单中应体现此支付方式的收费次数和金额汇总。③欠费查询。急诊医护人员应能对患者的欠费情况进行查询。④补收费。欠费患者具备缴费条件时，可以将曾经的虚拟收费做补收费，打印出收费票据。⑤统计报表。急诊管理人员应能对指定日期范围内的绿色通道的使用情况进行统计，包括使用的人次、总金额、欠费人次、欠费金额等。能打印或输出患者欠费明细。

（三）院前急救系统的功能与配置

院前急救作为医疗和社会保障体系的重要组成部分，在急救医疗体系中占据重要地位。现代急救医学认为医疗急救运送过程中使用急救系统是院前急救的重要组成部分，要把患者急救车改造成为抢救危重患者的流动医院。院前急救系统可以将急救病患在救护车上急救过程中的生命体征、急救视频等传输到急救中心和接诊医院，让急诊医生提前了解病患状况，并为远程指导救护提供技术保障。这实现了从院前到院内的监护信息的无缝连接，并使接诊医院提前做好接诊准备，夺取抢救时间。

1. 院前急救系统的主要功能

（1）通过移动监护系统采集数据。使用救护车内的车载监护仪，通过无线网络实现前端患者生命体征数据（包括血压、血氧、心电、呼吸、体温等参数和波形数据）的采集，传输到120医疗急救指挥中心和接诊医院的急诊科并存储。

（2）传输移动监护信息到医院急诊室。急救中心对救护车上的监护仪数据进行收集，并通过调度系统接口将派单信息、患者信息等与生命体征数据进行关联后，再转发到医院急诊的显示终端。医生可通过医院的显示终端预先知道即将送达的患者的基本信息和生命体征数据，以便事先做好急救准备。

（3）院前院内双向信息流沟通。在急救患者运送过程中医生就可以根据院端获取患者的既往病史、体征等信息开展视频会诊，指导急救车的医护人员施救，让每个院前患者的信息第一时间与院内抢救平台共享，抢夺患者的抢救时间。

2. 院前急救系统的主要配置

（1）车载移动无线监护仪。

（2）医疗业务服务器软件。

（3）接诊医院显示终端软件。

（4）院内急诊数据终端服务器。

（5）院内急诊医务通。

（6）手持式急救医务通。

（7）车载视频会议系统。

（8）无线网络急救中心医疗业务服务器。

（四）门（急）诊管理系统接口设置

门（急）诊管理系统作为医院信息系统中的子系统，需要与外部系统进行数据共享和交换[①]。

1. 门（急）诊管理系统对外接口

（1）医保接口。医保接口用于实现医保患者的就医登记、医疗结算业务明细数据上传、审批、预结算、交易对账及统计分析等业务。医院需要将医保的药品目录、诊疗目录、材料目录和诊断目录四大目录与 HIS 目录进行对照维护，才能保证医保业务的正常进行。医保接口方式主要有嵌入式和中间表交换式两种模式。嵌入式与 HIS 在程序中耦合度比较高，速度相对快些，操作也简便，但医保新政策发布时可能暂时不支持嵌入式方式，所以通常与中间表交换式结合使用。中间表交换式是指采用读写数据库中间表的方

---

① 鲍俊安，夏蕾，季磊，等 . 门急诊业务系统通用接口的研发与应用 [J]. 中国数字医学，2018，13（08）：46—48.

式实现 HIS 端与医保端的数据交换。医保新政策发布时只要接收医保中心的补丁即可，不影响 HIS 端；缺点是业务速度稍慢些，操作比较烦琐。

（2）社区医疗接口。实现系统与社区医疗系统的数据接口，实现系统数据交换。例如，①接收社区中患者的基本情况、健康档案、病案、疾病情况、家庭遗传病史、过敏药物等信息。②接收社区中患者就诊时的门诊登记、门诊病历和治疗记录等信息。③提供患者在医院中完成诊疗后回到社区继续就诊、康复、用药等基本信息。

（3）省、市、区公医接口。实现系统与上级省、市、区公医系统的数据接口，实现系统数据交换。例如，①与省直公医门诊费用报表结算系统的接口（电子数据 TXT）。②与市公医门诊费用报表结算系统的接口（电子数据 Excel）。③与区级公费医疗费用报盘系统的接口（电子数据 DBF）。

（4）院际医疗信息共享平台接口。

（5）其他与国家卫生和计划生育委员会、银行、兄弟医院的数据接口。

2. 门（急）诊管理系统对内接口

（1）向 HIS 的其他系统提供接口。门（急）诊患者信息、就诊信息、历史处方、病历等信息向 HIS 的其他系统共享。

（2）与其他检验、检查等系统接口。通过集成平台采用 Web Service、HL7（Health Level 7 的简称）、中间表等方式与 PACS、LIS、心电、超声、输液等系统共享数据和交换。

（3）与财务绩效系统的接口。

（五）门（急）诊收费应急系统

门（急）诊收费应急系统是单机版的门诊划价收费系统，用于在门（急）诊系统出现重大故障时应急使用，可以实现电子处方、诊疗项目划价和收费的功能。运行收费应急系统的电脑平时处于待命状态，每天从 HIS 数据库更新收费字典库，保证应急系统数据库的数据字典是最新的。在应急系统中录入的划价收费数据在 HIS 系统恢复成功后，可导入 HIS 系统中，满足工作使用的各项需求。

（1）门（急）收费应急系统的适用情况：门（急）诊收费应急系统适用于

服务器死机、网络瘫痪、数据丢失或损坏等灾难性问题，并且不能在短时间内恢复正常时。

（2）门（急）诊收费应急系统运行方式和环境：门（急）诊收费应急系统是单机版本，运行于 Windows 系统。程序目录中包含两个数据库文件（代码库和业务库）和两个可执行文件（数据导出程序和应急收费程序）。

（3）门（急）诊收费应急系统准备工作：①把程序拷贝到门（急）诊收费的电脑上。②在一台或者几台电脑上设定自动执行的任务计划，定时执行数据导出程序，导出正式数据库中的用户、科室、发票类别、医嘱项、收费项目、价格等数据，更新到代码库中。③需要使用的时候把最新的代码库文件拷贝到各个门（急）诊收费电脑上的应急程序目录下即可。

（4）门（急）诊收费应急系统的基本功能：①录入患者就诊和收费信息（姓名、科室、发票号、收费项目名称和明细等）。②保存患者就诊和收费明细数据，打印门诊收费发票。③统计收费员交账报表。④恢复数据到主库。

二、排队叫号系统

（一）排队叫号系统的发展与构成

排队叫号系统对创造良好就医环境、提高患者满意度有重要意义。患者在挂号、候诊、交费、取药、抽血、检查和治疗等各个环节的排队等候时间和感受，是患者评价医院满意度的主要指标之一，对总体满意度影响很大。

1. 排队叫号系统的发展历程

（1）第一代，即人工叫号。没有软件系统，完全依靠人工呼唤患者名字的方法叫号。

（2）第二代，即采用语音录音技术的叫号系统。事先录好固定的语句语音，通过播放患者的数字编号进行叫号。

（3）第三代，即采用语音自动合成技术的语音叫号系统。语音合成技术在排队叫号系统中得到广泛应用。

（4）第四代，即融合了健康视频宣教、专家介绍等多媒体内容的排队叫号系统。

2. 排队叫号系统的主要构成

(1) 叫号服务器。提供叫号请求服务,监听客户端的叫号请求,存储排队叫号信息。

(2) 叫号客户端。又称叫号控制器,用于向叫号服务器发送叫号请求。

(3) 叫号屏幕。叫号屏幕显示叫号信息、当前呼叫患者,以及正在准备的患者。

(4) 语音广播系统。音箱与叫号屏幕同步语音提示患者信息。

(5) 数据库。排队叫号数据库存放排队叫号信息和系统配置。

(6) 语音库。需要安装并与语音库做接口实现语音叫号。

(二) 排队叫号系统业务流程与功能

1. 排队叫号系统业务的主要流程

排队叫号系统都有如下 4 个重要环节:排队、叫号、上屏、下屏。

(1) 排队。系统可以采用患者到达现场排队取号或直接读取其他系统中队列信息形成排队队列。例如,患者通过挂号系统挂号形成了挂号队列;通过超声检查系统预约形成了预约队列。排队规则一般为:①先到先服务,如来做普通放射检查的患者,往往是谁先到就先给谁做检查;②后到先服务,如急诊患者需要优先处理;③优先权服务,如医院对于病情严重的患者及年老患者等给予优先。

(2) 叫号。医护人员在叫号客户端按照排队叫号规则呼叫患者。被呼叫的患者信息上屏。患者到达接受医疗服务,同时队列中下一名患者进行准备。

(3) 上屏。被呼叫的患者信息上屏,通常采用全屏显示患者姓名或就诊序号的方式呼叫。

(4) 下屏。医护人员判断前来的患者是否和呼叫的信息一致,若一致,点击"到达"操作,开始诊疗活动。如果还有患者排队,就继续叫号。

2. 排队叫号系统的主要功能

（1）能根据患者的类型和优先级决定患者在队列中的位置，可根据实际情况调整队列。如急诊优先。

（2）能管理患者在队列的状态。如未到、等候、到达等状态。

（3）能维护队列的长度、队列与服务资源的对应关系等信息。

（4）能与 HIS 等系统集成，同步获取患者的信息和排队信息。

（5）在等候区安装大屏幕显示屏，显示当前正在排队的、接受服务的及正在准备的患者信息，让患者了解当前排队的进度。

（6）大屏幕公告显示。如医疗机器故障信息等。

（7）系统具有语音广播功能，在屏幕叫号的同时进行语音呼叫，这样患者就不用一直盯着叫号屏幕。

（8）叫号策略支持顺序呼叫、选择呼叫、重复呼叫、过号呼叫。

（9）医护人员可以通过叫号客户端获知当前排队的人数，从而控制整体进度。

（10）系统具有统计查询医护人员排队叫号工作量的功能，并能统计输出报表为优化服务资源提供决策支持。

（三）功能科室排队叫号系统的分类

医院的排队叫号系统按照应用科室的不同分为：

（1）挂号分诊叫号系统。

（2）药房取药排队叫号系统。

（3）检查排队叫号系统。

（4）检验抽血取报告排队叫号系统。

（5）治疗室排队叫号系统。

（6）体检排队叫号系统。

功能科室的排队叫号系统虽然与应用科室不同，但软硬件构成都是非常类似的，整个过程都具有排队叫号系统典型的 4 大环节，即排队、叫号、上屏、下屏，只是排队建立的数据来源和规则可能不尽相同。例如，挂号分诊叫号系统的排队来源于挂号系统，排序规则基于就诊序号顺序；药房取药排队叫号系统来源于门（急）诊收费系统，基本排序规则基于收费时间顺序；检查排队叫号系统通常建立在患者检查预约序号的队列上；检验抽血取报告排队叫号系统通常是按照现场取号、先到先服务的原则建立队列。为避免内容重复，下面以挂号分诊叫号系统为例详细说明排队叫号系统的流程和功能设计。

（四）分诊叫号系统

护士分诊是患者门（急）诊就诊流程的第二个重要环节。患者通过挂号单打印的楼层和门诊大厅科室分布提示指引，到达相应楼层的就诊科室所属诊区分诊台。护士通过分诊叫号系统进行分诊处理后，患者在候诊区域等待叫号，得到叫号通知后到达诊室就诊。

1. 分诊叫号系统的构成

分诊叫号系统的基本构成包括硬件和软件，具体含有：

（1）叫号服务器。配置上要求显卡支持多头输出，支持 800×600 以上像素的分辨率。

（2）护士分诊电脑。通常可以将叫号服务器的功能部署在分诊电脑上，省去单独的叫号服务器。护士叫号客户端的功能通常也部署在此分诊电脑上。

（3）分诊大屏幕。采用大尺寸（42 寸以上）的液晶显示器或等离子显示器，支持 800×600 以上像素的分辨率，采用壁挂式安装。

（4）宣教大屏幕。配置要求同上。

（5）语音广播系统。在显示器自带音箱声音太小或没有音箱时，应额外购置音箱和功率放大器。

（6）网络、音频、视频布线。

（7）语音合成库。

（8）护士分诊软件。

（9）叫号服务端软件。

（10）护士叫号客户端软件。

（11）医生叫号客户端软件。

2. 分诊叫号系统主要业务流程

分诊区的患者在叫号前后存在未到、候诊、到达、过号状态，形成了待分诊队列、候诊队列、到达队列、过号队列和复诊队列。

（1）待分诊队列。待分诊队列是指按照挂号单指引刚刚到达分诊台的患者。按照基础字典中号名设定规则，不需要报到的患者可直接进入等待队列候诊；需要报到的，由护士进行报到操作，号名已指定医生的，患者直接进入候诊队列候诊；号名未指定医生的，分配医生后患者进入候诊队列候诊。

（2）候诊队列。进入候诊队列的患者等候医生叫号或护士辅助叫号，患者可通过候诊区域的大屏幕观察就诊进度，判断还需候诊的时间。按照叫号策略，叫号时大屏幕全屏显示文字提示，同时广播系统发出叫号语音。患者被叫号后进入诊室就诊。

（3）到达队列。医生叫号或护士辅助叫号后，患者到达诊室的，医生点击"到达"后患者进入到达队列。

（4）过号队列。医生叫号或护士辅助叫号后，患者未到达诊室的，医生点击"过号"后患者进入过号队列。医生可以重复呼叫过号队列的患者。过号队列的患者也可到护士台由护士进行"报到"操作，重新进入候诊队列，等候医生再次叫号。

（5）复诊队列。到达队列的患者去做检查检验后返回候诊区等候检查检验发放通知，得到通知后，到护士台进行"复诊"操作，护士将患者安排给首诊医生，进入复诊队列。患者按照复诊叫号规则等候医生再次叫号。

3. 分诊叫号系统的主要功能模块

（1）基础规则字典库。基础规则数据字典包括：定义诊区的名称、位置和管辖的分诊科室；定义分诊科室的所有出诊号名；定义号名与医生对照字典。

（2）挂号接口服务分诊系统。通过挂号接口服务，读取当日的挂号患者数据，形成诊区的待分诊队列。

（3）分诊功能。①报到：患者挂号的号名需要报到的，通过报到操作使患者进入候诊队列候诊。采用报到方式，可以提高叫号患者到达的概率，减少医生等待时间。②分配医生：当同时有两个或两个以上医生出诊同一个号名时，允许按患者要求分诊到指定医生。③手动分诊调整：可以根据医生候诊队列人数多少将患者在队列间手工调整，达到资源优化配置。除此之外，在患者挂号专业不对时，在分诊规则允许的范围内，可以将其调整到其他专业，不需要重新挂号。④复诊：患者在做完检查检验后再次就诊时，由护士对该患者作复诊处理，自动将患者优先安排给首诊医生。⑤过号：对患者呼叫后未到的，可以进行过号处理，使患者进入过号队列，允许重新呼叫过号队列中的患者。⑥暂停：医生临时离开诊室，可以设置"离开"状态，护士可以将此医生的患者队列重新调整。⑦二次分诊：二次分诊功能用于将患者的挂号科室、号名转换为实际的就诊科室和号名。二次分诊通常适用于专业性很强的科室，如骨外科、口腔科等。

（4）分诊规则。首诊患者按挂号就诊序号从小到大排队；复诊患者按报到序号与首诊患者间隔排序；优先患者排在队列前面。患者挂号专业不对时，可以在挂号费用相同的专业间进行分诊调整，不需要重新挂号。

（5）叫号服务端。叫号服务端提供候诊队列显示、全屏图像叫号、叫号语音服务。叫号服务端程序通常安装在护士分诊电脑上，开机后服务就自动启动，监听医生站和护士站的叫号请求。

（6）叫号策略。①定义叫号内容和格式：语音叫号和大屏幕叫号显示内容可根据不同科室需求进行自定义。例如，口腔科叫号语音提示和全屏文字提示为"请××专家号×××患者到分诊台拿病历"。②定义最大呼叫人数：可根据科室需要自定义医生连续叫号的最大人数。适合门诊量较大的科室，以提高叫号效率。③定义预诊患者人数：可根据科室需要自定义预诊患者数量，提醒患者提前做好就诊准备。④优先叫号：持优先证的患者或特殊患者允许医生从队列中优先叫号。

（7）叫号请求。①医生叫号：医生按系统定义的叫号策略对患者叫号，采用语音呼叫和大屏幕文字呼叫形式，患者到达诊室做"到达"操作；未到的，做"过号"操作。②护士辅助叫号：护士辅助叫号功能用于在特殊情况下辅助医生叫号，特别适合需要二次分诊的科室，如口腔科门诊。

（8）统计分析。查询统计各诊区患者候诊、接诊情况，进行数据挖掘和工作量报表输出。

（9）多媒体功能。分诊台候诊区是患者相对比较集中的区域，多媒体导诊对于缓解患者的焦急情绪十分必要。①视频宣教：有关健康教育、科普知识、专科介绍视频的播放。②专家简介、导医介绍：一般以水平滚动字幕的形式显示名医、专家简介，以及出诊日期等信息。③公共信息发布：发布医院文化、特色科室、讲座通知、诊疗注意事项、就医相关指南、医保政策等。④时钟天气：显示时钟和天气预报信息。⑤检查检验结果通知：大屏幕显示患者的检查检验结果发布情况，患者可据此提示，通过自助终端或到服务台打印报告，尽快进入复诊流程，缩短就诊时间。

第三节　诊疗一卡通与体检系统

一、诊疗一卡通系统

诊疗一卡通是根据国家卫生和计划生育委员会加强医院信息化建设、不断优化服务流程的要求，利用目前成熟技术和各种电子渠道，为解决患者在就诊中面临"三长一短"（挂号、付费、取药时间长，就诊时间短）的困扰而提供的医疗服务解决方案。一卡通系统通过共享患者的基本资料、处方费用、号源等信息，使患者在自助服务设备上进行办卡、挂号、处方缴费、预约挂号、打印检验单等操作，实现门诊诊疗的自助化。从而优化门诊就诊流程，提高患者支付效率，减少患者在医疗服务中排队等候的时间，缓解目前患者就诊所面临的"三长一短"的问题。医院的一卡通系统与银行系统通过专线互连，可实现银行卡自助缴费服务，为患者提供更多便利。①

（一）诊疗一卡通的就医流程与系统架构

1. 诊疗一卡通的就医流程

采用诊疗一卡通的门诊就医流程是：患者初次就诊，通过可计算机读取的证件在自助终端上办理就诊卡，办卡后可以直接挂号、预约挂号，减少

---

① 段绍斌，徐军美，刘碧英，等．"诊疗一卡通"自助模式的设计与应用研究 [J]. 中国现代医学杂志，2012，22（20）：109–112.

高峰期人工办卡、挂号窗口的压力；患者在医生开具处方、诊疗单后也可以通过各楼层摆放的自助终端设备缴费，避免患者在各个楼层间来回奔波。整个就诊过程减少了挂号、收费排队两大环节，简化了就医流程，免去患者挂号、收费排队的等候时间，提高了医院就诊效率。

2.诊疗一卡通系统的网络架构

医院和银行采用专线互联，实时业务交互处理。为了保障医院与银行网络的安全，在专线两端各添加网络安全设备 UTM。其中医院端口 TM 将银行端访问的 IP 虚拟为医院内部网络 IP，银行端通过该 IP 与诊疗一卡通前置机进行业务交互。医院端需处理银行卡业务时，前置机访问 IP，通过UTM 将 IP 转化为专线点对点 IP，然后再访问银行端网络。该方式不仅使得医院端与银行端的网络相互独立，保证双方网络的安全，同时也确保交易业务的实时交互处理。网络上减轻网络管理的工作量，发挥出 WLAN 的优势，合理分配网络资源，有效减少网上广播信息，方便对用户的分组管理。

3.诊疗一卡通系统的功能结构

诊疗一卡通系统的功能结构分为表现层、应用层和数据层 3 个层次。

表现层主要展示用户使用界面，负责与用户交互、展现数据层的内容。它要求用户界面尽可能简洁，使用户不需要进行任何培训就能方便、快捷地使用自助终端设备。

应用层主要是对于业务及数据的处理。将业务数据的逻辑处理移到这一层，使得表现层没有具体的业务应用，减少表现层的复杂性。当整个系统的业务逻辑发生改变时，开发人员只需修改应用层的业务逻辑模块，使得系统维护更加方便，维护代价相对低得多。

数据层主要是实现与数据库的交互，HIS 与银行的数据存储、并发操作、数据安全性与完整性的控制都在这一层完成。其中银行数据库与 HIS 数据库并不直接互连。银行通过文件传输协议（FTP）按照约定格式将交易流水上传到诊疗一卡通前置机中。HIS 再定时读取该记录，并保存到 HIS 数据库中进行自动对账，并生成财务对账报表。

(二) 诊疗一卡通系统的主要功能

1. 自助办卡

对于初次就诊的患者可通过身份证、市民卡、医保卡、银行卡等可供计算机获取患者基本信息的证件在自助服务终端办理就诊卡。

通过自助服务终端办卡，可以减少办卡过程中患者与门诊服务人员的口头交流过程。患者直接面对自助服务终端，所有过程一目了然。自助服务终端在读取患者信息后，患者只需补充输入其他简单信息，如联系方式、账户密码等即可办理诊疗卡。也可以联名卡方式发行就诊卡，通过自助服务终端设备将市民卡、医保卡、银行卡与 HIS 系统相关联，直接将这些卡当作就诊卡使用。

与传统模式相比，自助服务办卡更加快速、准确，减少因口头交流导致信息输入错误。同时在自助办卡中系统可以通过患者的身份证号判断患者是否已经办理过就诊卡。若发现系统中已经存在该患者，引导患者使用自助服务中的就诊卡号查询功能，减少患者重复办卡，即使患者遗失就诊卡也可以通过身份证使用自助服务终端补办。

2. 就诊卡充值

患者可通过现金或银行卡转账等形式在预存账户中充值。

依托银行丰富的金融交易经验、成熟的应用模式和风险监控，医院与银行合作设立预交金专项账户。患者根据诊疗需要，可通过现金或银行卡转账等形式在 HIS 个人预存账户中充值，在之后的挂号或缴费中直接通过扣除预交的金额进行缴费。其中患者转账存入个人预交金账户中的金额直接存入专项预交金账户中。现金充值的金额通过医院财务部门每天清机（收取自助服务终端充值的现金），再存入预交金专项账户中。预交金专项账户在多部门的共同监管下保证了患者的资金安全，同时提高了患者支付的效率。

在 HIS 系统中为保证患者个人资金安全，可以在患者预交金账户中设置密码，在退预交金账户上的金额时需凭本人身份证与密码提取。限制预交金账户只限本人使用，即不能使用患者本人的预交金额代替他人进行缴费支付。

3. 预交金退还

在提供人工退还预交金的同时，与银行合作可将 HIS 账户的预交金退回到合作银行的银行卡中。

系统通过 HIS 系统中患者的基本信息与合作银行患者的基本信息进行匹配。如果患者持有该合作银行的银行卡，并且持有就诊卡上的身份证、姓名与银行卡上的信息一致，患者就可以通过自助服务终端将 HIS 中的预交金退回到该患者的银行卡中。增加退还预交金的途径，减少了人工窗口退还预交金的压力。

4. 自助预约挂号

自助服务终端挂号分为当日挂号与预约挂号。

当日挂号患者只能选择当日的就诊科室与就诊医生，确认挂号信息后缴费，自助终端打印出挂号凭条，当日即可就诊。

预约挂号患者通过日期选择查询最近一段时间医生的出诊时间，确认预约日期、预约医生、预约科室后确认预约。将预约信息加入 HIS 预约列表。患者在预约日期当日限定时间内（如果取号时间超时，预约号将重新进入 HIS 号池），再通过预约取号功能缴费并打印出挂号凭条，在预约日期就诊。

通过自助服务终端当日挂号与预约挂号可以清晰地了解医生最近的出诊信息、号源信息。减少传统窗口挂号中的挂号途径少、预约渠道少、号源信息不对称等问题。同时为避免患者恶意预约挂号，对患者的预约挂号进行信用管理。如患者在一定时间内多次违约未取号，将取消患者的预约权限。

5. 预约取号

患者通过网上预约、电话预约、窗口预约等预约方式预约挂号，在自助服务终端中直接取号。

通过自助服务终端上的预约取号功能，患者可以通过预交金或银行卡支付缴费金额，极大地减少了患者取号的时间，避免取号与挂号患者同时在人工窗口排队。同时患者可以在自助服务终端上取消预约，减少患者的违约次数。

6. 自助缴费

自助缴费中常见的缴费方式有预交金缴费、银行卡或其他储值卡缴费、现金缴费。

（1）预交金缴费。患者通过现金或者银行卡转账方式，在院内账户中存入预交金。患者在自助挂号、支付诊疗费用时使用该预交金进行缴费。

（2）银行卡缴费或其他储值卡缴费。患者可以通过合作银行或其他金融机构联网缴费，也可以通过其他储值卡缴费，如医保卡等。

（3）现金缴费。需要缴纳挂号费等一些面额较小的费用时，可以通过现金方式缴费，但是涉及找零与后期财务对账方面的问题，该方式较少使用。

医生开具处方，患者需缴费后才能取药、治疗、检查，因不同患者的身份类别不同（如公医、医保、自费等身份），人工窗口缴费所花费的时间也不相同。因此在传统窗口缴费中绝大部分的时间都被排队所占据。这时通过自助服务终端的缴费功能可以很好地分流部分患者。患者在自助服务终端可以通过预交金与银联卡直接转账支付，使缴费变得便捷。自助服务终端的缴费功能节约了患者的时间，同时也减少了其他身份患者在窗口排队等候的时间，缓解窗口缴费的空间压力。

7. 其他功能

（1）就诊卡号查询。当患者遗失或忘记携带就诊卡时，无法通过读取就诊卡进行自助服务，可以通过就诊卡号查询功能进行自助服务。通过读取患者的身份证查询系统中患者的卡号，查询卡号后患者可以继续进行自助服务。

（2）诊间缴费。通过在就诊卡中设立预交金账户，医生在开具处方、检查、治疗后，患者可以直接扣除预交金账户上的余额进行缴费。在该缴费模式下患者在医生诊疗室就诊后不用再到缴费窗口排队缴费，而在医生诊室立即完成治疗、检查等相关缴费环节，极大地方便了某些只在诊室中做治疗而不需取药、检查的患者，大大缩短了患者的就诊时间。

（3）自助服务终端还可以提供账户密码修改、账户余额查询、门诊清单打印、自助检验单查询打印、医院项目价格查询等功能。

（三）诊疗一卡通系统的主要特性

诊疗一卡通遵循以患者为中心、以医务人员为主体的原则，优化门诊就医流程，改善就医环境，提高医疗质量与效率。

（1）便捷性。自助服务终端应具有人性化页面、良好的可操作性、智能的语音提示。使患者在不需要任何人指导的情况下，方便地进行任何自助操作。同时自助服务终端具有快速挂号、快速缴费、快速打印清单、快速打印检验报告等特点。

（2）兼容性。在支持诊疗卡、身份证挂号缴费的基础上，应兼顾将来的医保卡、市民卡、健康卡并存的模式。

（3）高安全性。从自助平台应用层次上，平台从多个层次来保障用户账户安全，分别是自助终端接入认证、客户的关键数据加密、终端与平台服务器端通讯链路加密、终端与平台服务器端开放端口的合法检测。保障用户账户的安全，推动医院电子支付体系的完善。

（4）可扩展性。系统采用增量式模块化设计，在考虑满足当前业务需要的同时，也要考虑系统今后业务扩展的需要。

（5）高可用性。系统应用与服务的可用性应达到99.9%以上，减少患者的不良体验。建立完善的错误处理机制。为核心业务提供高可靠性的容灾机制，确保在灾难发生后也能快速恢复正常业务。

（四）诊疗一卡通的作用与展望

1.诊疗一卡通的主要作用

（1）优化医院门诊就诊流程.通过诊疗一卡通自助服务终端，减少了患者就诊环节、排队等候时间，缓解医院的空间压力，降低医院运营成本，提高医疗服务水平。

（2）减轻医院就诊各环节工作量，提高医院就诊效率。免去了患者来回奔波及等候的时间。诊疗一卡通自助就医模式与传统就医模式相比，患者挂号、付费、取结果、取药的平均等候时间从过去的大于 1 小时缩短为小于 10 分钟。

（3）提高医院的管理水平，推动医院信息化建设的发展。通过自助设备患者可以清晰地了解医生最近的出诊信息、医疗服务价格、患者就诊费用信息等，提高医院管理服务水平。

2.诊疗一卡通的未来发展展望

第一，进一步优化门诊就医流程。诊疗一卡通的应用节约了患者排队挂号、缴费、取报告的时间，优化了门诊就诊流程，有效减缓了看病难的问题，但若是患者发生退费，流程并未优化。患者需先到窗口补打发票，再到就诊医生作退费、退药申请，之后到药房作退药确认，最后到财务人工窗口退费。患者在整个流程中四处奔波，退费流程较为烦琐。如何优化患者的整个退费流程也是当前医院面临的难题。如何将退费流程移植到诊疗一卡通中，还需继续进行深入探讨。

第二，拓展住院流程。诊疗一卡通近年迅速发展，但主要针对的是患者的门诊就医过程，在患者住院过程中应用的并不多。目前依托门诊诊疗一卡通成熟的技术水平与管理水平，将自助服务终端应用到住院系统中的时机也逐渐成熟。患者可以通过自助服务终端支付住院押金，查询患者住院每日清单明细、检验检查报告。这可以改善患者住院就诊体验，提高患者满意度，增强医院服务水平。

第三，加大推广力度。虽然诊疗一卡通已经发展多年，但是社会和广大患者对其并不十分了解。中老年患者面对自助设备进行充值、缴费时有本能的抵触心理。这需要医院与社会通过媒体加大宣传力度，做到家喻户晓、人人皆知，让使用自助设备进行挂号、处方缴费成为患者缴费的首选。

第四，需政府的引导与支持。随着基本医疗保障覆盖面的迅速扩展，全民医保逐渐普及。在全国范围内建设区域协同医疗服务平台已成趋势。如何解决患者在自助机设备进行医保缴费、异地就医的问题，需要政府的积极支持。积极推进居民健康卡的建立，减少患者在各个医院建立不同的就诊卡，使得一卡通用，可以在全国各地就医，避免各地区和各医院医疗壁垒导致重复建卡。

二、体检系统

(一) 体检系统及其分类

体检系统是一个用于管理体检者各种体检信息，包括物理检查、超声检查、放射检查、心电检查、临床检验等体检项目的申请、记录和结果，通过软件系统进行数据分析与评价，生成反映体检者当前健康状况报告的软件系统。体检系统一般采用模板导入患者信息，再根据体检者或者体检单位的要求快速开出体检项目；所有的体检项目结果包括 HIS、LIS、PACS 等系统信息回传到体检系统之后，系统根据医生预先维护好的各种诊断公式和知识库生成建议和综述，总检医生根据体检者的具体情况在系统已经生成报告的基础上，加上诊断意见，生成最终体检报告。体检系统根据目的可分为健康体检系统、从业人员体检系统、职业病体检系统。

健康体检系统以体检信息为主线，健康指导为纽带，通过规范体检流程管理，合理安排体检项目，科学生成体检报告。系统建立体检人员个人档案，保证健康状况资料的连续性，能逐年追踪体检情况，进行体检信息综合分析，为体检单位提供人员整体健康状况分析。

从业人员体检系统是为满足疾病预防控制中心、有从业人员体检资质的体检中心的日常健康体检、办理证件要求而设计的一套全过程数据管理系统。

职业病体检系统依据职业体检的工作流程和相关标准要求，实现了职业体检全过程信息化管理。

总而言之，体检信息系统的最终目标就是对体检信息进行综合分析和统计，实现医院健康体检的智能诊断和分析。

(二) 体检系统的主要功能模块

体检系统须全面满足体检业务流程的各个环节，基本功能模块由基础数据维护、体检前台、缴费模块、体检医生工作站、体检报告管理、体检统计和报表 6 部分组成。

（1）基础数据维护。基础数据维护是对体检业务开展要求使用的诊断、体检结果、体检折扣设置、体检建议、体检套餐组合、站点和项目关系、医生结论及建议、诊断建议公式等的基本信息进行处理。全面、详尽、正确的基础数据建立后，可以在整个系统的各管理模块中充分复用，减少数据冗余，优化结构，提高系统性能。

（2）体检前台。①人员基本信息维护。即新建和修改体检人员的基本信息，体检系统与 HIS 应共享人员基本信息，可通过登记号、姓名等多个查询条件模糊搜索人员信息等。②预约登记。主要提供给单位团检用。体检项目预约可采用模板导入方式，快速完成项目预约，缩短排队时间，完成登记后系统自动打印体检指引单；系统应支持从 Excel、DBF 等格式文件中按照固定格式批量导入体检预约信息，为选定的人员批量增加体检项目或套餐，同时批量打印指引单。③预约查询。包括对查询出的体检者可进行修改体检预约时间、增减体检项目、重新打印指引单等操作。

（3）缴费模块。缴费功能是实现对个人、团体的体检费用的结算功能，支持中间结算，收费员日结算、退费、退费审核权限控制等操作；应与 HIS 共享收费项目表，保证医院统一收费标准。

（4）体检医生工作站。体检医生站是体检系统的核心部分，通常采用的是体检结果自动回传技术，系统根据各系统的检查检验等结果让体检者的体检特征自动生成，系统再根据疾病诊断公式系统初步给出诊断建议，大大减轻了医生的工作量，减少了诊断误差。

（5）体检报告管理。系统能够自动生成个人、团体体检报告，报告内容包括报告封面、总检诊断及意见、分科结果、检验报告等，对于异常值报告将用特殊标志提醒。系统还应具有体检报告电子版的导出、页面个性化定义、多次打印等功能。对于团体体检，进行疾病汇总，按年龄性别等分类统计，采用图标和文字表现方式直观展示该单位人员的整体健康状况。

（6）体检统计和报表。该模块主要实现各种业务工作量统计和疾病的汇总分析：体检科室与医生、总检医生的工作量与收入统计；可按不同年龄段、团体、体检日期进行体检疾病、阳性体征等条件汇总；体检综合查询统计（查询体检人员的基本信息和体检费用信息）；体检者未检、已检、已总检的状态等多方面查询等。

（三）体检系统的主要特点

（1）数据共享。体检系统并不是一个完全独立的系统，它与其他医疗系统共享体检者的信息，包括体检者的基本资料、历次诊断，检验系统、PACS、超声、内镜等各检查系统结果等。临床工作站也能同时调阅患者的历次体检信息，做到真正意义上的信息共享。

（2）智能化诊断功能。体检系统应具备一定的智能化诊断功能。这种智能化诊断功能突出表现为利用全面的专家知识库，如检验、检查阳性建议库，疾病定义、诊断、治疗知识库，健康评估知识库等，对体检对象的体检数据进行智能化分析，并对潜在的疾病作出相应的信息反馈，提醒体检者对潜在疾病危险的重视，找到潜在疾病的原因，并做到积极改进，防患于未然。智能化诊断有效帮助医生进行临床疾病诊断，为医生的诊断提供有效的参考数据，提高其疾病诊断的正确率和诊断效率。

（3）多样化、灵活程度高。因为体检系统针对的是不同层次人群对体检的不同要求，所以体检系统必须灵活设置体检对象和体检内容，方便调整和添加、删除体检指标、体检项目对应的收费以及添加、修改体检指标与 LIS 等；系统对体检建议库也可进行添加、修改、删除以及查询等操作。

第四节 住院信息与患者关系管理系统

一、住院信息系统

（一）住院登记管理子系统

住院登记管理子系统是用于医院住院患者登记管理的计算机应用程序，包括入院登记、床位管理、住院病历管理、患者身份审核信息采集等功能。方便患者办理住院手续，支持医保患者就医，促进医院合理使用床位，提高床位周转率是该系统的主要任务。住院登记管理子系统的基本功能有：

1. 入院登记管理

系统根据入院申请建立患者住院的病案首页信息、采集身份审核信息并进行医保登记。在 HIS 完成入院登记时，系统自动将登记信息同步到 EMR、LIS、PACS 系统，保持各个系统中的登记信息互联共享。入院登记过程中主要完成以下操作：

（1）办理入院登记工作，在 HIS、EMR、LIS、PACS 系统中形成住院记录，后续患者的医疗行为都依据该入院记录进行关联。

（2）按照病案首页要求规范建立病案首页，在入院登记的同时完成病案首页基本信息的录入，支持打印病案首页。

（3）形成病案号，该病案号作为患者在医院住院的唯一标识，与患者一一对应，通过病案号＋入院次数标示患者每次住院记录，保持患者就诊记录的连续性。

（4）支持医保患者按医保规定程序办理入院登记，通过入院登记时录入的医保类型调取医保接口通信进行医保入院登记，从医保中心获取住院医保登记流水号，作为后续医保核算的唯一标识。

2. 住院病历管理功能

（1）在入院登记时为首次住院患者建立住院病历。

（2）病案号维护功能：可以进行合并病案号管理；可以制定病案号生成规则；支持清理空余的病案号。

（3）检索病案号。

3. 出院管理

（1）出院登记。

（2）出院召回。

（3）出入院统计。

4. 查询统计

（1）统计各个操作员办理入院登记的情况，实时反映操作员的工作量。

（2）统计各个科室入院登记及出院信息，实时统计科室床位周转情况及患者流量情况。

（3）患者查询，查询患者的住院信息、打印清单。

（二）住院收费子系统

住院收费子系统是用于住院患者费用管理的计算机应用程序，包括住院患者结算、费用录入、打印收费细目和发票、住院预交金管理、欠款管理等功能。住院收费管理系统的设计应能够及时准确地为患者和临床医护人员提供费用信息，及时准确地为患者办理出院手续，支持医院经济核算、提供信息共享和减轻工作人员的劳动强度。住院收费子系统设计应符合国家、地方有关法律、法规、规章制度的要求。

1. 住院收费子系统设计要求

住院收费子系统的设计要求如下：

（1）收费录入，无论从何处、以何种方式录入患者费用，应保留录入者痕迹。费用修改必须有原始单据为依据，以补充原始单据录入进行更正。

（2）安全管理，处理数据应准确无误、保密性强。

（3）满足医疗保险对收费和打印票据的要求。

（4）打印住院预交金收据、汇总单。

（5）严格住院费的日期管理，预交金、结账单、退款单日期不得改动。

（6）严格退款管理，必须核对预交金、结账单、退款单，方可办理退款。

（7）严格发票管理，建立严格的领取和交还发票管理制度，建立机器核对制度。

（8）严格交款管理，财务处需要使用计算机复核交款单。

（9）支持财务处定期复核在院患者预交金。

2. 住院收费子系统主要功能

住院收费子系统的主要功能如下：

（1）患者费用管理：①读取医嘱并计算费用。②患者费用录入，具有单项费用录入和全项费用录入功能选择，可以从检查、诊察、治疗、药房、病房费用发生处录入或集中费用单据由收费处录入。③患者结账，具备患者住院期间的结算和出院总结算，以及患者出院后再召回患者功能。④住院患者预交金使用最低限额警告功能。⑤患者费用查询，可供患者／家属查询自己的各种费用使用情况。⑥患者欠费和退费管理功能。

（2）划价收费：包括对药品和诊疗项目自动划价收费。

（3）预交金管理：①预交金管理，打印预交金收据凭证。②预交金日结并打印清单。③按照不同方式统计预交金并打印清单。④按照不同方式查询预交金并打印清单。

（4）住院财务管理：①日结账，包括当日患者预交金、入院患者预交金、在院患者各项费用、出院患者结账和退款等统计汇总。②旬、月、季、年结账，包括住院患者预交金、出院患者结账等账务处理。③住院财务分析，应具有住院收费财务管理的月、季、年度和不同年、季、月度的收费经济分析评价功能。

（5）住院收费科室工作量统计：①月科室工作量统计，完成月科室、病房、药房、检查治疗科室工作量统计和费用汇总工作。②年科室工作量统计，完成年度全院、科室、病房、药房、检查治疗科室工作量统计、费用汇总功能。

（6）查询统计：包括药品、诊疗项目（名称、用量、使用者名称、单价等相关信息）查询、科室收入统计、患者住院信息查询、患者查询、结算查询和住院发票查询。

（7）打印输出：①打印各种统计查询内容。②打印患者报销凭证和住院费用清单，凭证格式必须符合财政和卫生行政部门的统一要求或承认的凭证格式和报销收费科目，符合会计制度的规定，住院费用清单需要满足有关部门的要求。③打印日结账汇总表。④打印日结账明细表。⑤打印月、旬结账报表。⑥打印科室核算月统计报表。⑦打印患者预交金清单。⑧打印患者欠款清单。⑨打印月、季、年收费统计报表。

（三）护士工作站子系统

护士工作站子系统是协助病房护士对住院患者完成日常护理工作的计算机应用程序。其主要任务是协助护士核对并处理医生下达的长期和临时医嘱，对医嘱执行情况进行管理，同时协助护士完成护理及病区床位管理等日常工作。

1. 护士工作站子系统设计要求

护士工作站子系统的设计要求如下：

（1）护士工作站的各种信息应来自入院登记、医生工作站和住院收费等多个分系统，同时提供直接录入。护士工作站产生的信息应反馈到医生工作站、药房、住院收费、检验检查等分系统。

（2）医嘱经过护士审核后，方可生效，记入医嘱单，并将有关的医嘱信息传输到相应的执行部门。未经护士审核的医嘱，医生可以直接取消，不记入医嘱单。

（3）系统应提示需要续打医嘱单的患者清单，并提醒续打长期或临时医嘱单的页数。系统应提供指定页码的补印功能，保证患者的长期、临时医嘱单的完整性。打印的长期、临时医嘱单必须由医生签署全名方可生效。

（4）护士站各种单据打印应提供单个患者或按病区打印等多种选择。

（5）护士站收费时，应提示目前已收的费用，避免重复收费。

（6）护士站打印患者检查化验申请单时，应提醒目前已打印的申请单，避免重复打印申请单。

（7）护士填写的药品皮试结果必须在长期、临时医嘱单上反映出来。护士的每一项操作一旦确认就不允许修改，系统记录的操作时间以服务器为准。

（8）网络运行，数据和信息准确可靠，速度快。

2. 护士工作站子系主要功能

护士工作站子系的主要功能如下：

（1）床位管理功能：①病区床位使用情况一览表（显示床号、病历号、姓名、性别、年龄、诊断、病情、护理等级、陪护、饮食情况）。②具有增加、删除、定义床位属性功能。③处理患者选床、转床、转科功能。④打印床位日报表。

（2）医嘱处理：①医嘱录入。②审核医嘱（新开立、停止、作废），查询、打印病区医嘱审核处理情况。③记录患者生命体征及相关项目。④打印长期及临时医嘱单（具备续打功能），重整长期医嘱。⑤打印、查询病区对药单（领药单），支持对药单分类维护。⑥打印、查询病区长期、临时医嘱治疗单（口服、注射、输液、辅助治疗等），支持治疗单分类维护。⑦打印、查询输液记录卡及瓶签。⑧长期及临时医嘱执行确认。⑨填写药品皮试结果。⑩打印检查化验申请单，打印病案首页。

（3）护理管理：①护理记录。②护理计划。③护理评价单。④护士排班。⑤护理质量控制。

（4）费用管理：①护士站收费（一次性材料、治疗费等），具备模板功能。②停止及作废医嘱退费申请。③病区（患者）退费情况一览表。④住院费用清单（含每日费用清单）查询打印。⑤查询病区欠费患者清单，打印催缴通知单。⑥病区一次性卫生材料消耗量查询，卫生材料申请单打印。

（5）药品管理：①摆药申请。护士选择要申请摆药的医嘱类型，然后选择摆药药房申请摆药，药房收到护士站的摆药申请后根据申请内容进行摆药操作。②摆药情况查询。护士可以查询摆药记录，也可以查看未摆药情况及未摆药原因，便于及时进行后续处理。③晚上临时紧急用药情况处理。晚上病室药房不上班，病房需紧急用药时可以通过生成处方发送到急诊药房领取患者药品。

二、医院患者关系管理系统

医院患者关系管理（hospital customer relationship management, HCRM）是一种以患者为中心的医院管理理念，同时是一种通过电话、互联网、短信等多媒体通信方式实现医院与患者间的互动沟通的医院营销方式，包括进行远程电子预约挂号、智能随访、患者资料分析管理等，也叫医院客户关系管理。根据医院信息化管理改革的要求，借助一系列低投入的信息化管理，实现与患者关系的最优化来达到医院利益的最大化。

（一）HCRM 建设的原因和必要性

1. 医院的多元化体制

随着市场机制的建立，我国医疗服务行业在格局方面已从单一的公有制变成了以公有制为主体、多种所有制并存和竞争发展的局面。大量民营医院及合作医院的崛起，对公立医院造成了巨大的冲击。民营医院不断提高的医疗质量，逐渐吸引了更多的患者。患者选择医院和医生的空间扩大，医疗市场竞争更为剧烈，人才流动性更大，各类医院均面临着严峻的挑战。这就要求现在医院的经营管理理念既要给患者提供优质服务，满足患者的需求，又要确保医院的生存和发展，保证医务人员享受到应有的待遇。

2. 顾客的高水平需求

现代社会工作和生活压力的不断增加，使人们的身体健康情况日渐下降，疾病也越来越复杂化和多样化。同时，随着科技的进步和经济状况的改善，人们更加重视自己的健康，同时伴随着医疗服务市场的日渐成熟，顾客就诊的心理和行为更加成熟，顾客对医疗服务的需求越来越高，在选择医院和医生时更加理智，而不再是盲从了。广大患者选择医院，不但要选择医疗条件好、配备先进的医疗设备设施的医院，并且希望医院能有良好的资信，能够保证患者接受治疗的安全性，而且对疾病的治疗时间、医院提供的服务等也提出了更高的要求。在众多大型国有医疗机构的医疗技术没有明显差别的情况下，服务水平成为影响人们选择就医的关键因素。[①]

3. 社会保障体系的新变化

原有社会医疗保障制度只有公费、自费两大部分。随着改革开放的不断深入，我国逐步推行了医疗保险制度。目前我国医疗保障方式主要有三种：公费医疗、合作医疗、自费医疗。

由于医疗保险部门是医院服务供方医院(服务者)和医疗保险对象(被服务者)之间具有中介性质的机构，它的目的当然是保险对象少发生疾病，医院能以较低的费用达到满意的治疗效果。所以，医疗保险部门对医院有了特殊的要求，使医院面临新的市场挑战。

4. 医院管理的新要求

第一，针对现代化医院的管理模式，要加强服务意识的新要求，对医

---

① 孔伟名.探究医院患者投诉的原因及管理对策[J].首都食品与医药，2019，26(20):88.

服务进行"人性化服务设计"，让患者及家属感到方便、舒适、快捷、安全。

第二，针对医疗纠纷上升趋势和医疗事故赔偿给医院带来的经济上的损失，考虑医务工作属高风险职业，应健全医疗事故处理办法，建立医疗事故鉴定仲裁委员会，并将其法治化。

（二）HCRM 系统建设的内容与功能特色

通过 HCRM 系统的建设，利用计算机、通信、互联网技术，在医院与患者之间搭起沟通的桥梁，医院通过它可以为患者提供更为人性化、多样化的服务，患者也可以通过这些服务途径，轻松实现医疗服务查询、预约、投诉、建设等服务。HCRM 系统为医院提供了一个完美的患者服务平台，同时还可以综合医院内的临床信息平台，以及邮件服务器、即时消息、报表及 BI 插件和其他各种应用服务，使得医院 IT 投资达到最大化收益。①

（1）患者信息库模块。患者信息库模块记录医院患者的基础资料，包括代码、姓名、年龄、行业、身份、地址、联系方式、银行卡号、医保号码等，以及患者的过敏史、遗传病史、心脏病史、捐赠行为等。除此之外，该模块还可记录患者家属的基本情况。模块还应包括医院和患者往来的各项记录，囊括了预约、门诊、住院、检查、医嘱、处方、药品、远程服务、呼叫中心、医疗信息需求、医疗事件投诉等各个部门的每一笔记录，以便能够综合反映患者与医院之间的关系相关度大小，有利于医院对患者采取个性化、针对性强的服务。

（2）医院信息查询模块。患者可以通过网络或医院触摸屏获取有关医院、专家、出诊信息、挂号信息的介绍，还可通过传真、电子邮件、互联网、手机、网络电话等方式查询相关医院、医疗保健信息、药品等信息。

（3）智能预约服务模块。患者利用电话、手机、网络电话、传真、电子邮件、互联网等方式，通过身份验证后即可进行远程预约挂号及检查。患者也可以更改或取消预约。由系统按预先设置返回给患者预约的号码，并将患者的预约信息进行存储，患者在约定时间到达医院后通过自助终端输入账号和密码，打印号单，即可直接按号就诊，避免了排队等候。这可使患者有效

---

① 彭迎春. 基于价值共创理念的"互联网+"下医患关系探讨 [J]. 中华医院管理杂志，2019，35（8）：632–635.

安排时间，提高就诊效率。

（4）服务呼叫中心模块。系统充分发挥了呼叫中心服务系统的智能性，是医院和患者交流的渠道，也是所有模块中计算机电话集成（computer telephone integration，CTI）应用程度最高的。除此之外，该模块还可以支持传真业务、电子邮件访问、录音监听功能、分布式组网功能（分布式呼叫中心）、外拨功能、统计报表功能、系统管理功能、来电识别功能等。

（5）患者投诉管理模块。可以对患者的投诉信息进行规范化管理，以便于对患者的投诉行为进行分析，发现投诉焦点，从而改善医院的服务。患者可以通过呼叫中心、意见箱、书信、来访、互联网、电子邮箱、手机短信等方式对医院的服务提出建议和意见。

（6）病情随访管理模块。医院可以利用病情随访模块为刚出院正在康复过程中的患者提供多样化、个性化的服务，并能够及时掌握患者各种要求，从而达到留住老用户、吸引新患者的目的。系统自动规定不同类型病种的提示指标和提示频率，根据规定的指标和频率在固定的时间给患者发出用药提醒、就诊提醒、复查提醒、取药提醒等。同时，医生可根据患者恢复情况调查，得出下一步应该采取的措施和办法，并通过计算机输入处方到医院信息系统中，系统会通过电话、传真、电子邮件、短信等方式将处方自动发送给患者。除此之外，系统还可以为患者提供其他服务，如易发病预防等的语音通知、体检、儿童预防针注射、疾病复查等提醒服务。

（7）医德医风调查模块。可通过短信、语音电话、人工电话、邮件、互联网提交等多种方式，完成患者对医院医德医风的问卷调查，对医德医风建设提供强大的信息支撑，让医院成为百姓满意的医院。

（8）医院患者分析模块。通过建立医院患者关系管理数据仓库，可以对所采集的患者各个方面的信息数据通过联机在线分析和数据挖掘等技术，进行患者分类、体质分析、行业地域特点分析、智能诊断、健康预测、健康预警、患者忠诚度分析等决策支持，并将信息反馈至操作业务操作子系统和患者协作子系统的各个部分，也可辅助医院领导的决策，进一步加强医院的患者关系服务，从而在医院与患者之间形成一个动态的良性循环。以上各个功能模块是相互联系的，它们是一个有机的整体，通过它们之间的协作，达到保留老患者、发展新患者、挖掘潜在患者的目的，以提高医院的竞争能力。

(三) HCRM 系统建设的实施意义

HCRM 通过正确的渠道改善与患者的沟通，在正确的时间提供正确的医疗保健服务，从而增加医疗卫生保健服务的商机。

1. 体现以患者为中心的现代医院管理理念

HCRM 是医院为提高核心竞争力，达到竞争制胜、快速成长的目的，树立以患者为中心的发展战略，并在此基础上开展的包括判断、选择、争取、发展和保持患者所实施的全部管理过程。在 HCRM 的理念和思想指导下，医院将顺利建成或实现新的"以患者为中心"的管理模式。通过集成前台和后台资源、办公系统的整套应用支持，确保患者满意的实现。医院领导和医院管理人员为此必须贯彻这一思想，实践这一理念，树立并领导这一发展战略。

2. 运用"以患者为中心"的新型医院管理模式

HCRM 是一种旨在改善医院与患者之间关系的新型管理机制。以患者关系为重点，开展系统化的患者研究，通过向医院的市场营销人员和医护人员提供全面的、个性化的患者资料，并强化跟踪服务、信息分析能力，使他们能够协同建立和维护一系列与患者之间卓有成效的"一对一"关系，从而使医院得以提供更科学和周到的优质服务，提高患者满意度和忠诚度，吸引和保持更多的患者，增加医疗收入，并通过信息共享和优化服务流程有效地降低医疗成本。HCRM 作为一种新型医院管理模式，实施于医疗市场营销、服务与技术等与患者有关的业务领域，与传统的医院管理模式存在着根本区别。建立 HCRM 系统，使医院在医疗市场竞争、医疗技术协作、医疗保健服务等方面形成彼此协调的全新的关系实体，形成持久的竞争优势。

3. 整合现代医疗信息技术、应用系统、方法和手段

HCRM 系统也是医院在不断改进与患者关系相关的全部业务流程、整合医院资源、实时响应患者，最终在实现信息化、数字化医院运营目标的过

程中，所创造并使用的先进的信息技术、软硬件和优化的管理方法、解决方案的综合。一个整合的 HCRM 应用系统或产品，必须集成当今最新的医疗信息技术，包括临床技术、专家系统、后勤财务、医疗营销、患者服务、互联网和电子商务、多媒体技术、数据挖掘和患者智能分析等功能模块，必须与医院信息化建设在医疗资源运用和价值实现过程中进行协调直至完全融合。

改善医院管理缺陷，提升医院核心竞争力。医院要在激烈的市场竞争中脱颖而出，就必须实施以患者为中心的战略，即在医疗服务质量、医院品牌、价格等方面满足患者需求。医院患者关系管理中"市场导向管理、患者中心服务"的管理理念和服务理念，有助于医院建立一套科学、高效的管理体系来指导、辅助医院的管理；树立"市场导向管理、患者中心服务"的人性化管理理念和服务理念，有助于促进医务人员提高自身的医学人文素养，为患者提供更加科学和周到的优质医疗服务，不断改善和优化医疗服务流程，提高医疗服务品质，从而提升医院的核心竞争力①。

在竞争日益激烈的今天，客户（患者）满意是一个企业成功的重要因素，同样也是医院发展的重要因素。要充分利用医院的信息源，从以医院为中心的管理模式转变为以患者为中心的管理模式，利用决策支持、应用集成等技术探索运营规律，加强患者关系管理，不断提高患者满意度，提高服务质量，才是医院发展的必由之路。

---

① 马辉．基于医院管理的医患沟通策略改进研究 [J]．中国市场，2018(23)：98–100.

第四章

电子病历系统建设

电子病历系统是医院对门（急）诊、住院患者临床诊治活动的数字化记录，并明确了所需临床信息，是针对医学领域专用的软件。电子病历是健康档案在医院的特定表现方式，标准化的电子病历是区域卫生信息化和健康档案建设的关键问题。基于此，本章对电子病历系统及其标准体系、电子病历系统架构、电子病历系统业务范畴、电子病历系统关键技术与发展前景进行重点论述。

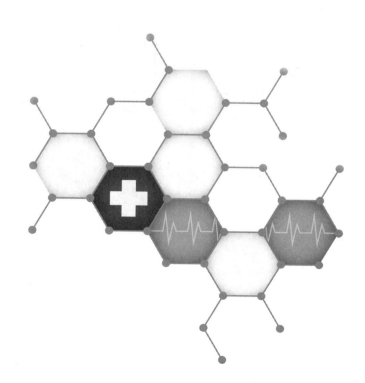

第一节　电子病历系统及其标准体系

一、电子病历与电子病历系统

（一）电子病历的定义

电子病历是指医务人员在医疗活动过程中，使用医疗机构信息系统生成的文字、符号、图表、图形、数据、影像等数字化信息，并能实现存储、管理、传输和重现的医疗记录，是病历的一种记录形式。使用文字处理软件编辑、打印的病历文档，不属于上述所称的电子病历。上述电子病历的定义是一个相对笼统的概念[①]，要正确理解和掌握电子病历的真正含义，应注意以下几个要点：

第一，电子病历不是单纯的电子文档。电子病历并不是简单地在计算机上完成病历的书写，像使用 Word 或者一些电子表单编辑框那样自由地录入病历内容，而是更加注重病历信息的内容和结构。病历的内容以计算机可检索和处理的数据形式存在，其广度和深度取决于病历的后期应用需求；这些内容通过统一的病历结构模型有机地组织起来，形成高度结构化、数字化的病历数据资源库。

第二，电子病历是服务医疗质量管理的重要依据。电子病历按照时间序列，翔实地记录了患者在院期间的疾病发展动态及临床治疗情况，是反映临床医疗服务过程的重要信息载体。通过对电子病历数据的分析，不仅能够帮助医护人员有效改善临床记录质量，而且通过预置的临床事务规则，如临床路径、合理用药监测等，能够提高临床决策水平，做到医疗质量控制关口前移，同时可以促进临床诊疗标准、规范在临床实践中的应用，形成闭环、循证的医疗质量改进体系，不断提高医疗质量和安全水平。

第三，电子病历是开展临床科学研究的重要支撑。临床研究是现代医

[①] 叶全富，舒婷.基于电子病历系统的医疗质量评价现状与趋势探讨[J].中华医院管理杂志，2018，34(7)：560-563.

学研究的重要组成部分，临床研究工作开展需要以病例个体为单位完成相关科研数据的收集和管理，这些科研数据很多可以从电子病历中抽取，而不用二次人工录入。这既提高了数据收集效率，又能够保证科研数据的可回溯性。除此之外，基于电子病历也能够帮助研究人员开展回顾性和临床流行病学方面的研究。

第四，电子病历是推动区域卫生信息化的关键。区域卫生信息化强调区域内各级医疗机构间的信息互联互通，患者或者居民的健康资料、问诊记录、检查检验情况、治疗信息是区域卫生信息共享的主要内容。电子病历不仅为区域卫生信息化提供了有价值的数据资源，同时也为区域医疗协同服务（如远程会诊、双向转诊等）提供了重要依据。

第五，电子病历是标准化的医疗记录。应用电子病历的主要目的是为患者提供连续、高效、高质量的医疗服务。电子病历伴随着患者的流动，在不同的专业部门、不同的医疗机构之间进行共享，一个部门或机构记录的病历信息需要被其他部门或机构所理解。除此之外，在群体层面也要求能够对同类患者的病历信息进行横向对比和分析，以发现疾病的内在规律。这些都要求电子病历无论是在信息组织上还是在内容定义上，都应该遵循一定的标准规范。

第六，电子病历是纵向的医疗记录。电子病历的内容要求按照时间纵向进行组织和管理。电子病历的建立和内容扩展伴随着患者疾病发生、发展的全过程，能够全面、真实地反映患者的疾病状况、干预和结局。

第七，电子病历需要隐私保护。电子病历详细记录了一个患者的疾病诊疗过程信息，其中很多信息涉及患者的个人隐私。围绕电子病历的采集、传输、存储和二次应用，应建立有效的隐私保护和信息安全机制，以避免信息的不恰当使用给患者带来的伤害。

第八，电子病历与电子健康档案。电子病历与电子健康档案在概念上没有本质的区别，只是内容、范围有所不同。电子病历更加侧重于在医疗机构内产生的医学记录，而电子健康档案则是电子病历的延伸和扩展，包含更多有关健康管理、疾病管理、疾病预防等方面的内容，可以说电子病历是电子健康档案的核心组成部分。

第九，电子病历的颗粒度。电子病历内容的颗粒度决定着病历数据资源的详细程度。颗粒度的定义和划分取决于电子病历的实际应用需求，在不同的组织环境下实施电子病历，其颗粒度都会有所不同。

(二) 电子病历系统及其主要作用

电子病历系统是指医院内部支持电子病历信息的采集、存储、访问和在线帮助，并围绕提高医疗质量、保障医疗安全、提高医疗效率而提供信息处理和智能化服务功能的计算机信息系统。它既包括应用于门（急）诊、病房的临床信息系统，也包括检查检验、病理、影像、心电等医技科室的信息系统。电子病历系统有以下主要作用：

第一，引入新思想、新观念。电子病历系统帮助临床工作者提升对患者的服务意识，从系统提供的信息中可以了解到患者需要怎样的帮助；电子病历系统帮助医生提高医疗质量意识、规范医疗行为，如临床路径（clinical path）概念的引入；电子病历系统帮助医生提高目标管理意识，它要求对患者的治疗进行阶段评估与效果预测，即治疗工作要达到的目标。计算机还可以帮助计算出由于个体差异或医生治疗方式等原因造成的偏差，这样有助于医生思考自己的治疗方案与标准方案的不同，并给出合理的解释和调整。

第二，对患者的服务更加周到。实现患者管理后，对患者的服务会更加周到，如系统可以实现对患者的追踪，在患者注册登记（如门诊挂号、入院登记）后，各个为患者服务的部门就能获得丰富的患者信息，这些信息包括患者的输送方式（借助轮椅或是推车等）、方向辨识能力障碍等，相关的服务人员从电子病历系统获取这些信息后就可以针对患者给予相应帮助。在放射科，由于有了患者追踪，医生可以了解患者为了检查所等候的时间，如果超过某一限定的时间，系统会自动提醒医生，除此之外，还根据不同的优先级为患者安排好检查预约的时间。患者需要短期离开医院，系统会要求对患者的病情进行评估，判断是否可以短期离开医院，注意事项有哪些，负责医生和患者的最快捷的联系方式。临床事件提醒功能可以提醒医生和护士及时执行已下达的医嘱等。

第三，患者信息共享，及时、准确、全面地为临床医生提供患者信息。电子病历系统有能力收集分散在各个信息点上的医疗信息，它记录了患者一生的健康信息，其基本结构如下：①患者主索引信息（patient ID & demographic information）；②患者访问信息（patient visit）；③电子病历（computer-based patient record，CPR）。通过患者的主索引，能查询到患者一生的就诊记录，包括每次就诊的病历、治疗措施、处方、各种检查报告和结果（如X线片、CT、心电图、脑电图、实验室检验结果）、特别监护数据等信息。医生确定患者访问记录后，就可以像翻阅纸张病历一样查阅包括病历首页的详细病历记录。电子病历系统不仅提供传统的阅读方式，而且提供更加方便的检索功能，可以帮助医生在很短的时间内了解患者健康状态的变化。[①]

第四，质量管理理念融进电子病历系统，增强医疗保健质量意识。电子病历系统引入面向问题的医学记录（problem oriental medical record，POMR）新思想，这一功能将用在现在的病程记录上，系统要求首先要明确存在的问题、确认问题的证据、针对患者的病情提出要达到的目标，包括阶段目标。针对问题和目标提出措施、在处理该问题时可能的并发症以及怎样避免并发症的产生、进一步的研究等，都是 POMR 所涉及的内容。应该说 POMR 非常符合临床医生思考问题的方法，也使得病历记录更加规范。

第五，医患关系更加密切。利用电子病历系统，临床医生可以在最短的时间内获得更多的信息。有学者研究表明，医生会有更多的时间与患者交流以获得信息，从而改善医患之间的信任关系，使患者从内心接受医生，医生在心理和治疗两方面获得患者更多的配合。

第六，资源预约能更有效地管理和利用资源。医院为患者服务都需要配备相应的资源，资源包括人、场地（床位、房间）和设备等，资源本身需要安排日程，即可以服务的时间段和不能提供服务的时间段。预约资源可以使患者得到更加明确的服务时间，避免长时间的等待，医生也可以预先熟悉患者的资料，有计划地安排工作。

第七，信息资源的开采给医院和社会带来十分巨大的价值。电子病历储存有海量的临床信息，这些信息不仅可以为本医院的患者服务，也可以为其他医疗服务机构提供咨询服务，包括医疗诊断水平的提高、优化治疗方案，患者个性化健康教育、药物作用分析、流行病学调查等。

第八，为临床工作的管理决策提供科学数据。

① 何良姣. 浅议电子病历信息安全管理保障 [J]. 陕西档案，2019（03）：38-39.

（三）电子病历与电子病历系统的关系分析

虽然电子病历是电子病历系统的产物，但电子病历能够不依赖于电子病历系统而独自存在。电子病历拥有自己的结构，遵从开放的电子病历信息模型，并能够被不同的电子病历系统所使用。

电子病历主要指所要包含的信息内容，是静态的概念；电子病历系统主要指系统功能方面，是动态的概念。尽管从概念上可以严格区分电子病历与电子病历系统，但由于两者关系十分紧密，有时并不严格区分，而用电子病历来统称电子病历与电子病历系统。

二、电子病历系统相关标准体系

（一）电子病历系统国际相关标准

技术标准和规范的目标就是信息系统之间的互联互通、数据共享及数据受控：一个系统能够从另外一个系统获取数据，并在本系统中利用这些数据。电子病历系统由于其数据内容的丰富和涉及临床信息的广泛性，在开发和实施过程中所应用到的行业技术标准和规范也远远多于一般临床信息系统。下面将对国际上比较通用的医疗信息化技术标准和规范作简单介绍，以方便读者理解对电子病历系统描述中涉及的标准内容。

（1）医疗健康信息集成规范（Integrating the Healthcare Enterprise，IHE）。IHE 集成规范的目标是促进医疗信息系统的集成，为不同子系统之间的互联提供集成方案。IHE 提供了一个公共的体系结构，让供应商、IT 研发部门、临床应用者和咨询专家理解并定位临床完整的需求。IHE 为临床人员信息共享系统提供一种能优化临床流程的框架。

（2）HL7 与 CDA 临床文档结构。它代表了 HL7 标准化组织致力于实现 ISO 定义的七层协议互联互通在医疗领域的实现目标。HL7 v3 中的 CDA 是基于 XML 标准对电子临床文档的语法和框架的定义。CDA 定义的临床文档具备以下 6 个属性：持续性、可管理性、授权能力、上下文相关、整体性和人可读性。

（3）医疗数字影像传输协议标准（Digital Imaging and Communication in

Medical，DICOM）。医疗数字影像传输协议标准经常与 HL7 标准并称为医学信息界的两大技术标准，相对于 HL7 注重与消息交换标准和数据模型的定义，DICOM 更注重于医学影像文件处理，以及影像设备与信息系统之间的互操作性实现。

（4）医学系统命名法——临床术语（Systematized Nomenclature of Medicine — Clinical Terms，SNOMED CT），是当前国际上广为使用的一种临床医学术语标准。

（5）观测标识符逻辑命名与编码系统（Logical Observation Identifiers Names and Codes，LOINC），旨在促进临床观测指标结果的交换与共享。

（6）国际疾病与相关健康问题统计分类第 11 版（the International statistical Classification of Diseases and related health problems 11th revision，ICD-11），是世界卫生组织（WHO）依据疾病的某些特征，按照规则将疾病分门别类，并用编码的方法来表示的系统。

(二) 电子病历系统中国标准体系

国家卫生和计划生育委员会卫生信息标准专业委员会（以下简称卫生信息标委会）是国家卫生和计划生育委员会卫生标准委员会下属的专业委员会，负责国家卫生信息标准的制修订、技术审查、宣传培训、应用监督管理，以及学术交流、国际合作等。卫生信息标委会主管的标准范围为卫生领域有关数据、技术、安全、管理及数字设备等卫生信息标准。各卫生业务领域中凡涉及卫生信息管理和卫生信息化建设有关标准的立项、制修订、审查及应用等工作，统一归卫生信息标委会管理。

电子病历系统国内标准体系主要包括：临床检验结果共享互操作性规范、基于电子病历的医院信息平台建设技术解决方案、电子病历基本架构与数据标准、电子病历基本数据集标准、电子病历共享文档规范、电子病历系统功能规范与分级评价标准、区域（医院）信息互联互通标准化成熟度评测方案、卫生系统电子认证服务管理办法、医疗机构病历管理规定（2019 年版）等。

第二节 电子病历系统架构

电子病历不仅是对患者综合医疗信息的电子文件集合，而且在医疗质量控制、临床决策支持、医院运营管理、区域医疗信息共享、医疗行为监管中起着重要作用。建立以患者为中心、以电子病历为核心的电子病历系统，围绕与电子病历相关的诊疗业务、管理业务及支持体系，通过医院信息平台促进信息资源在临床医疗和管理运营中的高效利用，进而提高医疗质量、减少医疗问题、降低医疗成本、优化资源配置、提高医疗效率。

一、电子病历系统架构设计原则

电子病历系统是医务工作者的综合信息获取平台、加工平台、应用平台。它借助计算机系统的计算、存储与信息利用展示能力为临床工作提供了更好的信息支撑。从最终用户的角度来看，电子病历系统需要遵循以下5项基本设计原则：

1. 各类医疗信息有效融合

电子病历系统作为一个以临床医务工作者信息和患者信息为双中心的信息工作平台，将网络所及范围内的信息系统的数据与信息进行集成至关重要。临床信息集成得越充分，给临床医务工作者的临床工作所能提供的辅助能力也就越强，丰富的信息资源加上正确、完整的临床逻辑判断是完成好临床诊疗工作的重要助力。患者登记系统、计费系统、检验信息系统、医学影像信息系统、心电信息系统、手术麻醉信息系统及其他各种临床辅助科室所使用的各种各样的信息系统都将成为电子病历新系统的重要信息与数据来源。如果将其他信息系统中产生的重要信息与数据有效、及时、完整地进行集成，就需要在电子病历系统设计时考虑好关于集成应用方面的设计问题。不论采用何种集成原理、集成模式，信息的有效集成是最重要的。如果没有有效的信息集成，通过系统将临床需要应用的信息再进行二次录入必然对用户使用信息系统带来巨大的阻力。

2. 提供临床辅助和支持

为临床医疗行为在信息应用环节提供有力的保障，辅助临床医务工作者进行有效的临床逻辑分析与判断，便离不开各种各类的临床知识库的辅助。临床知识库涉及相关医学知识的应用，如药物知识、检验知识、临床规范等。借助临床信息系统能充分发挥临床知识库的效用，对控制临床医疗质量带来巨大的影响。临床知识库服务的形式从最简单的电子手册到与医嘱内容的监督审查，再到医疗方案的制订，形式多样。在知识库的应用中，最常见、最典型的是药物知识库。它可以以电子手册的形式提供药物的作用、药理、用法、禁忌、不良反应等内容的查询，也能够与医嘱系统相连接，对药品的剂量、相互作用、过敏药物进行审查，对发现的问题提出警告，还可进一步结合患者的诊断，对药品使用的合理性进行审查，提出用药品种的建议。

3. 具备可扩展性

为了满足不同用户及不同时期对信息系统需求的个性化或者信息系统外延扩展需求，信息系统的设计必须具备可扩展性。一个信息系统的设计是否具备可扩展性主要从以下几方面来看：

（1）分层架构：这里说的分层是指将用户的需求按通用性分层。通过理解和分析用户的共性需求，将共性部分的需求放在平台的最底层实现，所有的用户共用。个性的需求放在高层实现，不同的用户实现个性化定制。在信息技术领域通常会将信息系统分为4层，即公共平台层、产品平台层、行业扩展层、个性扩展层。这里的分层与软件架构中的表示层、中间层、持久层属于不同维度，是没有冲突的。

（2）模块化：良好的信息系统设计最好提供统一的主板插件体系，每一层都应该提供若干插槽，通过二次开发的手段供上层扩展，通过长时间的行业积累一般都会形成组件库，对不同的组件进行分类分级管理。通过不同模块的组合搭配，满足不同的个性化定制需求。

（3）数据建模：数据结构是信息系统非常重要的部分，不同的需求对同样的业务对象会提出不同的数据应用要求，所以数据结构的可扩展性非常重要，通过数据元、元数据等定义，业务对象的数据建模，通过数据的对象关系映射，系统将数据进行对象化统一管理。

（4）流程建模：不同医院在实现具体临床业务时的流程是千变万化的，所以需要提供业务流程建模模块，通过图形化的方式定义不同的业务流程，依赖业务流程的驱动完成流程的自动化。

（5）状态建模：数据对象都有多个状态，如医嘱的下达、审核、执行、撤销等状态，不同状态下可执行的操作也是不同的，不同的状态下的权限也会有差别。对象的状态模型一般是和流程紧密相关的，一般流程的执行过程会改变数据的状态。状态的定义及状态的变迁过程可以形成状态图，状态之间的流转变化需要满足临床上的各项实际业务逻辑。通过状态修订可用的操作与权限。

（6）安全权限建模：不同的临床信息内容、信息处理功能通常会有不同的安全与权限要求，由不同安全权限与状态模型相结合，就能产生不同颗粒度的安全权限控制界别。只有通过安全权限建模，才能真正有效地实现信息安全保护。

总而言之，只有通过不同层次、不同维度的信息建模，才能保证信息系统具备高度可扩展性。这些内容也是评价一个信息系统的重要参考依据。

4.简单易用

电子病历系统作为医生录入、收集、使用临床信息的主要工作平台，其重要性不亚于传统型的诊断工具，如听诊器、血压计等；医务工作者通过电子病历系统应用终端进行临床信息处理工作，将占据医务工作者的大量时间。一个信息系统的用户交互设计，提供易用、便捷的操作界面将成为评价一个信息系统的重要指标。以患者为中心进行数据的展现与交互，丰富复杂的临床数据对电子病历系统的设计提出了挑战。信息展现的取舍、信息内容的组织、关联性信息的互动、按照临床逻辑思维组织的界面与功能使系统功能获取的自然性、在不同的信息应用场景中组织好有效的信息等，都将影响到系统的易用性。总的来说，系统的简单易用主要体现在符合临床逻辑思维方式的功能组织和符合临床场景应用需求的信息内容组织上。只有做好这两方面的设计，才能体现出系统的高可用性。

5. 系统安全可靠

电子病历系统承载着患者在院期间几乎全部的临床数据与信息，以及临床医务工作者在临床工作中所获得和产生的各种主客观资料。系统的安全与可靠无论对患者还是临床医务工作者来说都是至关重要的。系统的安全可靠主要反映在数据完整、存储可靠、等级保护、系统稳定上。

二、医院信息平台系统总体架构设计原则

医院信息平台体系架构设计应遵循以下原则：

第一，基于医院信息化现状，实现信息共享与业务协同。医院信息平台的建设不是一个推翻现有应用重建的过程，而是基于现有的信息系统和系统数据，通过医院信息平台来整合信息，并实现系统之间的业务协同。

第二，基于企业信息架构分层设计思路，按照企业信息架构理论和方法，以分层的方式设计医院信息平台，用不同的层次解决不同的问题。

第三，覆盖医院信息系统建设全生命周期。不仅包括从技术角度医院信息平台本身如何设计和建设，还包括医院信息平台项目管理、系统运行维护（以下简称运维），以及相关的信息安全保障体系。

第四，全面支持电子病历相关业务规范与标准体系。从数据层面遵循《电子病历基本架构与数据标准》，即医院信息平台上保存的电子病历数据要符合该标准；电子病历的生成和使用要符合电子病历相关业务规范。

医院信息平台的总体架构设计分为9个部分：①医院信息平台门户层；②医院信息平台应用层；③医院信息平台服务层；④医院信息平台信息资源层；⑤医院信息平台信息交换层；⑥医院业务应用层；⑦信息基础设施层；⑧信息标准体系、信息安全体系；⑨系统运维管理。其中，医院信息平台门户层、医院信息平台应用层、医院信息平台服务层、医院信息平台信息资源层、医院信息平台信息交换层属于医院信息平台的软件部分，主要服务于医院信息系统应用整合的需求；医院业务应用层是目前医院内部的业务应用系统，是医院信息平台的基础；信息基础设施层，信息标准体系、信息安全体系、系统运维管理服务于医院业务应用系统和医院信息平台。信息基础设

施层主要服务于医院信息系统基础设施整合的需求；医院信息平台信息交换层，主要用于实现全院级应用系统互联互通的需求；医院信息平台信息资源层，主要服务于建立全院级的患者主索引的需求、建立全院级电子病历的需求，并为医院信息二次利用、为患者提供公众服务、与外部互联奠定数据基础；医院信息平台应用层包含了建立在医院信息平台信息资源层、医院信息平台服务层、医院信息平台信息交换层的基础上的全院级应用。

医院信息平台软件架构包括3个层面：核心部分是医院信息平台及基于医院信息平台的应用系统；医院信息平台接入临床服务、医疗管理和运营管理各业务应用系统；医院信息平台对外接入区域卫生信息平台。医院信息平台内部又可细分为医院信息平台服务层和医院信息平台信息交换层。

三、电子病历系统功能模型

HL7电子病历系统功能模型明确了电子病历系统应该具备的功能，这些功能按用户的视角描述，使电子病历系统的功能表达标准化；同时，通过建立特定服务单元（care settings）和区域（realms）的功能范例（functional profiles，FP），使不同国家、不同卫生机构电子病历系统的功能描述有统一的方法和共同的理解。这些特定的服务单元和区域可以是同一个国家的不同卫生机构（如重症监护室、心脏病区、诊察室），也可以是不同国家的卫生机构（如某些国家的初级卫生保健机构）。

HL7开发的电子病历系统功能框架（functional outline，FO）由直接医疗功能（DC）、支持信息功能（SP）和基础架构功能（IN）3个部分组成，用来概括所有可能用到的电子病历系统功能（共140个）。功能范例（functional profiles，FP）只包含准备使用的电子病历系统功能。功能范例必须受功能框架的3个组成部分的约束。直接医疗功能列表有3个一级目录、65个基本功能构件。

与临床业务相关的方方面面，包括各个业务细节中产生的大量丰富的数据与信息。由注册挂号开始，到分诊、就诊、体格检查、问诊、诊断、医嘱等诸多环节，经过如此繁复的临床过程，从而产生围绕本次就诊采集获取的大量以患者为中心的临床数据与信息。电子病历系统通过录入、获取数据完成数据综合汇总和展示，同时根据数据的展现、综合利用分析对临床处置决策提供建议信息与数据，再次通过临床医务工作的干预行为影响临床事务。

电子病历系统以患者为中心，紧紧围绕临床文档和临床医嘱两大内容进行临床业务的辅助与处理。无论哪种电子病历系统的功能设计、数据信息的综合利用，都必须紧紧围绕这两大核心内容进行设计与建设。

四、电子病历系统技术架构

(一) 电子病历平台实现技术

参照《基于电子病历的医院信息集成平台建设技术解决方案》，建设医院信息平台软件架构。由于基于电子病历的医院信息集成平台建设是一个循序渐进的过程，需要逐步完善和梳理才能建成，因此根据《电子病历系统功能规范 (试行)》内容要求，电子病历系统平台体系架构先要实现医院信息集成平台的核心部分，随着消息集成平台及各子系统的接入，最终实现基于电子病历的医院信息系统建设。

按照循序渐进的原则，电子病历平台在接口引擎集成上可以分为 3 个层次：最基础的是点对点的接口；然后是消息接口引擎，支持异步消息交换；最后是可进行流程控制、消息转换的院级消息集成平台。

由于电子病历系统是生产系统，临床数据存储库 (climicd data repository, CDR) 属于动态型，数据状态随着业务的变化而变化的，在现实的系统中存在即使最终状态的数据也会被修改的现象。在实际应用中遇到同步来的检验报告在实验室信息系统 (LIS) 中被删除的现象，因此被动集成方式在保证数据整合完整性和准确性方面依然面临问题。

在医疗集成接口引擎上，一方面降低接口开发的负担，无论接口协议是标准的还是非标准的、是可选的还是强制的；另一方面通过异步消息，降低系统耦合，确保在大规模数据交换的时候业务系统互不影响。

(二) 电子病历系统实现技术

在技术架构实现上，当前的主流技术架构都适合电子病历系统开发。目前医疗信息化软件大部分是基于 C/S 架构 (client/server) 基础开发的，是建立在局域网的基础上的。它的优点是基于客户机和服务器模式，大部分运算在客户机上运行，有助于提高工作效率。基于此，C/S架构长期以来获得了医疗机构的青睐。

B/S架构（brower/server）因其移动性具有优势，对客户端运行环境要求较低，通过浏览器就能够运行，对台式机、笔记本电脑，以及手机、PAD等手持设备都兼容运行。但因为屏幕和操作方式的问题，要想达到良好的运行效果，对不同终端还是要作相应的交互调整。

即使在移动医疗时代，在医院业务中整个信息处理依旧是比较复杂的。在不同的业务层面，对信息化的要求也不同，如有的业务要求信息化速度快、速率高，因此C/S架构是比较适合解决整个医院信息化体系的处理方式。B/S架构也有其优势，如移动性和分布性等。目前，医院信息化将走向集成之路，医院会建设大数据整合的平台，并通过整合平台再分发到不同的业务应用中，比如移动医疗就可以搭建在B/S架构上，可以说在未来医院信息化建设中，C/S架构和B/S架构将并存。

无论是C/S架构还是B/S架构，应用的主要目标都是保证医院信息系统稳定，促进医院业务顺利开展，方便患者就医。因此，不管是哪种架构，只要达到这一目标，就是好的软件架构。

在技术实现上，C/S架构以窗体应用程序为主体的技术实现，如基于传统Windows操作系统的MFC（微软基础类库）技术、基于微软，NET框架（Microsoft.NET Framework）以后WPF技术实现的窗体技术。除了微软操作系统的窗体技术外，也有一部分使用跨平台，基于Java的AWT、Swing或SWT三大GUI窗体技术实现的客户端。B/S架构以浏览器网页浏览方式的技术实现，也有微软系统开发工具和Java系统开发工具之分。

目前比较流行的还有丰富互联网应用程序（rich Internet applications，RIA），又称丰富性网络应用服务，这是一种具有近似于传统桌面应用软件系统功能和特性的网络应用系统。RIA系统最大的特点是将大部分处理任务都从用户界面端移植到客户端，仅保留一些必要的数据与服务器端进行信息交互。RIA具有的桌面应用程序的特点包括：在消息确认和格式编排方面提供互动用户界面；在无刷新页面下提供快捷的界面响应时间；提供通用的用户界面特性，如拖放式（drag and drop）及在线和离线操作能力。RIA具有的

Web 应用程序的特点包括：立即部署、跨平台、采用逐步下载来检索内容和数据，以及可以充分利用被广泛采纳的互联网标准。RIA 具有通信的特点包括：实时互动的声音和图像。目前主流的 RIA 应用实现技术主要有 Adobe 公司的 Flex 与 AIR 技术、Google 的 GWT、微软的 Silver Light。

随着移动医疗的发展，基于 IOS 和 Android 移动操作系统上的开发系统也在局部发展起来，作为以上主流架构的有效补充。

五、电子病历系统数据架构

临床数据存储库是电子病历存储架构的核心，如何以患者为中心集成被分散在各个系统中的临床信息是电子病历系统数据架构需要解决的主要问题。根据电子病历的基本概念和系统架构，结合国家卫生和计划生育委员会、国家中医药管理局关于《病历书写基本规范（试行）》和《中医、中西医结合病历书写基本规范（试行）》相关要求，电子病历的基本内容由病历概要、门（急）诊诊疗记录、住院诊疗记录、健康体检记录、转诊（院）记录、法定医学证明及报告、医疗机构信息 7 个业务域的临床信息记录构成。

标准数据元、数据元值域、数据组、数据集的建立和维护是电子病历系统数据架构的基础。

根据国内电子病历系统实际运行情况，除上述内容之外，还需要标准数据、模板、质控规则和评分标准等内容支持。总体上来看，电子病历数据架构建设应满足以下几个要求：①建立以数据集成为基础的标准化电子病历数据中心。②以患者为中心的数据集成、分析展现来支持临床辅助诊疗。③为医院管理提供过程数据支持。④为科研提供便利的数据抽取途径。

第三节　电子病历系统业务范畴

在基于电子病历的医院信息系统平台完全建设成熟前，电子病历系统业务将从最核心的平台功能和业务功能开始建设。电子病历系统需要和周边大量的信息系统作数据、业务整合。以电子病历作为临床信息集成的基础，确保患者诊疗和健康信息在时间和空间上的完整性，作为确保医疗服务质量的重要保障，同时也能从中抽取医疗管理信息。

一、电子病历医疗业务线与临床医生日常工作流程

(一) 医疗业务线

医疗业务是医院的核心业务，充分发挥电子病历在提高工作效率、改进医疗质量、减少医疗差错等方面的潜在作用，需要紧紧围绕医疗日常工作展开。下面主要研究电子病历涉及的主要医疗业务角色。

与医疗业务线关联的角色有门诊医生、急诊医生、住院 (进修、实习) 医生、主治医生、(副) 主任医生、科主任；临时角色有值班医生、住院总医师等。与医疗业务线关联的管理角色和职能科室有门诊部主任、科主任、药剂科、质控科、院感办、病案统计、医保办、医务处、医疗院领导等。由于角色职责差异，各科室人员对整个临床数据关注度也不尽相同。

医疗业务线是整合和利用所有医疗信息，实现以患者为中心的医疗信息融合，为医务人员提供临床医疗支持。整个医疗业务线见表 4-1[1]。

表 4-1 医疗业务线

1. 移动医疗产品线	移动医疗 (查房、会诊) 等					
2. 医疗与管理产品线	门诊医疗	急诊医疗	住院医疗	医疗管理	科室管理	医务管理
3. 专科化产品线	口腔科、肿瘤科、产科、神经内科等					

(二) 临床医生日常工作流程

以下通过临床医生日常工作流程 (图 4-1) 来进一步理解系统如何解决流程、效率、安全等核心指标问题。

---

① 本节图表均引自陈俊桦，杜昱. 智慧医院工程导论 [M]. 南京：东南大学出版社，2018.

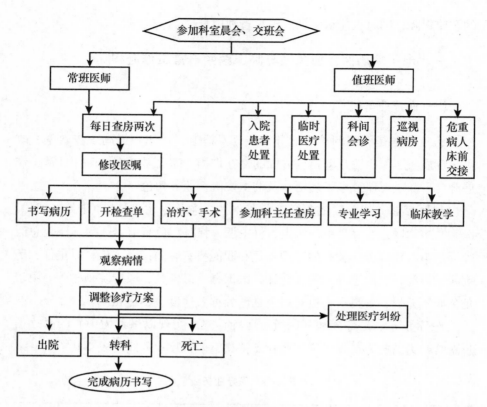

图 4-1 临床医师日常工作流程

1. 改进流程方面

根据应用场景不同，对晨会、交接班、会诊、巡视、查房等采用移动方式进行。电子病历内容主要通过集成展现系统进行展现，它以图形化界面全面展示了患者的诊疗信息，减少了医务人员多次启动不同子系统的重复操作，直观有效地调阅、查询、检索、对比不同的诊疗信息，实现快速浏览、书写等各种功能，极大地提高了工作效率，为医生提供了利用患者信息的最有效途径。

电子病历可按图形展示各类检查、检验内容，并按颜色显示阳性记录，患者诊疗信息一目了然；生命体征、医嘱、检查检验结果等重要临床信息可快速、准确地被浏览；关键指标功能针对各病种定义相应指标，有效方便了医生诊疗。

2. 改进效率方面

及时信息反馈和缩短患者治疗的等待时间是改进效率的明显表现形式。

智能化应用能够有效地改善医生的临床决策，提高医疗效率，是电子病历系统的另一个核心价值，主要表现为具有医疗过程管理能力、电子化临床路径、闭环医嘱、临床知识库的实施和应用。电子病历系统集成了知识库和临床路径功能，对诊疗活动实现全程管控，有效提升了智能化水平。

临床路径是一种诊疗标准化方法，以缩短平均住院日、合理支付医疗费用为特征，按病种设计最佳的医疗和护理方案，根据病情合理安排住院时间和费用。它不仅可以规范诊疗过程，而且还可以规范诊疗行为应完成的时间等，增强了诊疗活动的计划性。

电子化临床路径打破了纸质临床路径教科书式的工作指导流程，完全嵌入到计算机化医嘱录入系统（医嘱系统）中，以更加规范的计算机控制方式进一步减少人为因素造成的不确定性，以电子化方式更加高效规范地完成一整套临床医疗服务。

在整个医疗过程中，医嘱是否及时执行、执行的结果如何具有非常重要的临床意义。电子病历系统围绕整个医嘱处理过程，基于工作流技术构建一个闭环的医嘱管理系统，将医嘱从下达、转抄、校对到执行，以及执行结果的监控、反馈整个过程管理起来。对医嘱执行过程进行全程监控、纠正和信息反馈，减少医疗差错，确保用药安全。

3. 改进安全方面

电子病历系统中的临床决策支持功能可以实时地为临床医生的诊疗活动提供各种信息支持，通过智能、主动的提醒，实现减少医疗差错、提高医疗质量的目标。

（1）确保合理安全用药：在医生下达用药医嘱时，可以为其提供药品使用说明的查询；药物配伍禁忌、药物相互不良作用检测，使医生在下达医嘱时避免用药错误。

（2）辅助诊疗信息决策支持：基于临床诊疗指南，自动作出可供医生参考的初步诊断意见，医生根据诊断意见自动作出进一步治疗的建议。

二、电子病历护理业务线及其功能架构模型

（一）护理业务线

护理是医疗工作中非常重要的部分，几乎所有的诊疗工作都有护士的参与。从患者接待、医嘱执行、疗效跟踪评估、生活护理和心理护理等都和护理工作紧密相关。护理工作烦琐，又直接关系着患者的健康与生命，所以在其准确性、完整性、可靠性方面对信息管理提出了非常高的要求。

《电子病历系统功能规范》第二十五条介绍护理记录管理功能，必须包含以下功能要求：①提供患者生命体征记录功能，生命体征包括体温、脉搏、呼吸和血压等；②提供自定义生命体征项目的功能；③提供手术护理记录单录入功能；④提供危重护理记录单录入功能。

在实际应用的护理业务线（表4-2）中，主要包括临床护理和护理管理两部分，随着移动设备在护理日常工作中发挥的重要作用日益普及，移动护理是护理业务线的重要补充。实现完整有效的全护理服务信息化，集中体现在以护理电子病历为核心，以患者为中心，为患者提供与医疗服务紧密衔接，准确、安全、高效、流畅的全护理信息一体化服务上。

表4-2　护理业务线

1. 移动护理	移动护理					
2. 护理产品	院前急救	门诊护理	基础护理	护理管理	病区管理	护理部管理
3. 重症监护产品	重症监护					

（二）护理业务线功能架构模型

通过对护理业务和功能的梳理，形成如图4-2所示的护理业务线功能架构模型。

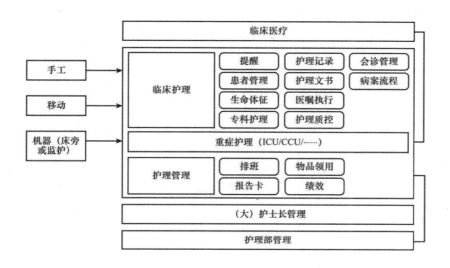

图4-2 护理业务线功能架构

1. 改善临床护理

实现一处录入多处读取，简化护理记录程序，减少护士重复抄写的工作。患者信息、医嘱信息、护理病历、检查检验结果等信息查询功能和生命体征床旁采集功能优化了护理工作业务流程，提高了护理质量和护士的工作效率。

移动护理对闭环医嘱操作流程改进明显，通过PDA、移动计算机实现了床旁患者生命体征的采集和医嘱的执行。在移动护士工作站，护士可以在床旁实时查看患者的基本信息、体征信息、医嘱信息；实时执行床旁体征信息采集；医嘱按照临床路径进行拆分，自动提醒护士本班次应该执行的医嘱；实时记录医嘱的执行情况，跟踪医嘱的全生命周期；按照患者的护理等级、手术情况等信息自动提醒护士测量患者体温、血压、体重等信息的时间；查看患者的检查、检验预约信息；自动统计出入量等。

2. 改善护理管理

护理部、病区护士长都能很好地掌握全院、全科护理工作动态，能够及时发现医疗护理服务过程中的问题，及时处理，同时对各类护理数据进行精确统计，掌握第一手的各科护理人力资源情况，为护理人力资源优化调配、护理人员绩效考核提供数据依据。这就提高了工作效率，改善了服务质量，优化了资源配置，强化了管理。

三、电子病历病案业务线

病案是患者在医院诊断、治疗全过程的原始记录。它包含首页病程记录、检查与检验结果、医嘱、手术、护理记录等，是医疗和护理业务线工作结果的汇总。病案一般包含住院病案和门（急）诊病案，综合医院以住院病案为主，而口腔等专科医院以门诊病案为主。

病案业务线担负着病案示踪、首页管理、病案扫描、医疗统计、各种卫生统计上报工作，同时还承担着病案纸质档案管理、病案借阅等功能。数字化病案管理系统实现了病案首页信息利用、病案流通、医疗信息统计、病案存储等病案管理工作的数字化，有效提升了医院病案的服务利用水平，提高了病案管理工作整体效率，提高了病案管理信息化水平。

医疗中形成的病案不仅作为医疗信息的重要来源之一，在医疗、教学、科研中也发挥了重要作用，而且时代赋予其更多的法律效力，这种效力在司法中发挥得越加充分。医疗机构只有抓好病案管理，减少医疗纠纷，才能确保医疗工作正常运行。

《医疗机构病历管理规定（2019 年版）》明确规定按照病历记录形式不同，可区分为纸质病历和电子病历。电子病历与纸质病历具有同等效力。医疗机构可以采用符合档案管理要求的缩微技术等对纸质病历进行处理后保存。

目前病案数字化主要根据国家档案局制订的《电子文件归档与管理规范》《纸质档案数字化技术规范》并进行 3 种以上存储介质保存（胶卷、磁盘、光盘等）。病案缩微数字化系统是目前病案数字化及处理历史纸质病案数字化的重要手段。

无纸化作为数字化医院的重要组成部分，很多医院开始着手无纸化电子病历的流程改造。无纸化的突出问题是电子文档的法律效力问题。随着电子病历应用的普及，以 pdf 文档加数字签名的病案无纸化成为主流和趋势。医院纸质病历的内容已经完全实现电子病历书写及管理，电子病历的保密性、完整性和合法性等问题得到解决，医院真正实现了病历从纸质化到电子化的转变。不久患者签名医疗文书也将通过扫描或其他认证方式逐步纳入电子病历的范畴。由于电子病历无纸化的合法化，医院的打印设备和打印介质的投入得到减少，医疗信息的外流得到有效遏制；无纸化电子病历还改变了病案的形成、回归、保管、存储形式，减少了纸质病历在保管等方面的费用支出。

四、电子病历管理业务线

电子病历的管理业务线主要是对医疗业务线、护理业务线、病案业务线结果的综合应用，侧重于决策支持，按管理范围分为科室级和院级。

科室管理分析系统为科室主任提供了专业化的透明化管理，及时了解本科室的收入、每个医生的处方、药占比、工作量、床位等情况。对各种危急值进行预警和提示，对患者入院后整体医疗过程全面监控，提供更好的诊断依据。院长决策分析系统，如门诊负荷、住院负荷、财务收支、药品使用、处方监测、员工考核等数据分析，可以提高院长对全院的辅助决策。

质量管理分析系统提供实时质控指标分析，如危重患者分布、住院死亡率、手术死亡率、住院患者出院再住院率、重返手术室再手术发生率、手术患者并发症发生率、院感发生率、输液反应发生率等信息，提高医疗质量和患者安全。

医院运行基本监测指标包括资源配置、工作负荷、治疗质量、工作效率、患者负担、资产运营、科研成果（评审前5年）。住院患者医疗质量与安全监测指标包括住院重点疾病、住院重点手术、麻醉、住院患者安全类指标。单病种质量监测指标包括急性心肌梗死、急性心力衰竭、住院（成人）社区获得性肺炎、脑梗死、髋关节置换术、膝关节置换术、冠状动脉旁路移植术、围术期预防感染、儿童社区获得性肺炎住院。重症医学质量监测指标包括非预期的24/48小时重返重症医学科率（％）、呼吸机相关性肺炎（VAP）的预防、呼吸机相关性肺炎（VAP）的发生率（‰）、中心静脉导管相关性血行性感染率（‰）、导尿管相关的泌尿系感染率（‰）、重症患者预期死亡率与实际死亡率（APACHE Ⅱ评分）（％）、重症患者压疮发生率（APACHE Ⅱ评分）（％）、各类导管管路滑脱与再插管率（％）、人工气道脱出例数。合理用药监测指标包括抗生素处方数/每百张门诊处方、注射剂处方数/每百张门诊处方、药费收入占医疗总收入比重、抗菌药占西药出库总金额比重、常用抗菌药物种类与可提供药敏试验种类比例。医院感染控制质量监测指标包括呼吸机相关肺炎感染（‰）、留置导尿管所致泌尿系感染率（‰）、血管导管所致血行感染率（‰）、手术部位感染率（%）(按手术风险分类)。

五、电子病历科研业务线

电子病历的科研业务线也是对医疗业务线、护理业务线、病案业务线结果综合应用的另外一种方式，同时在数据元梳理、数据质控上会比普通电子病历数据要求更高。

临床科研强调的是数据的可靠性和可溯源，需要有一套严谨的体系来保障。在传统的临床研究过程中，研究者要依靠大量的手工方式而不是现代化的信息技术手段来完成科研数据的采集和处理，研究人员需要从堆积如山的病案中寻找有价值的病历资料，填写大量的纸质病例报告表（CRF）并汇集在一起，然后再将这些记录在纸张上的原始信息输入计算机系统来完成科研数据统计和分析。这不仅效率低，而且面临可靠性差及数据不全等问题。

随着电子病历技术的日渐成熟和深入应用，利用电子病历来开展临床研究工作，在提供临床服务过程中，同时完成临床病历和科研数据的收集工作，通过数据过滤、标化处理、匿名处理机制，大量的科研数据可以直接从电子病历中抽取，不仅能够提高数据采集和处理的效率，还可以有效减少人工干预对科研数据质量的影响。

建立电子病历临床和科研一体化的根本目标是通过整合临床病案及临床研究的双重数据需求，在临床医护人员书写患者或研究对象的医疗记录时，能够一次性完成临床病案内容及临床研究数据的采集工作。这些数据一方面可以输出形成临床病案记录，满足医院病案管理的需求；另一方面也可以输出形成科研病历数据库，为相关临床研究工作提供重要的数据资源。相对于临床病历，科研病历在内容上要求更加细致，在表达上更加规范，在质量上更加强调数据真实性和溯源性，在数据规模上要求能够支持大规模病例、长时间的动态数据累积。

第四节 电子病历系统关键技术与发展前景

一、电子病历系统的关键技术

电子病历在优化医疗流程、改进医疗质量、保证医疗安全、减少医疗差错、提高医疗效率等方面发挥重要作用。因此，电子病历系统的关键技术也是紧紧围绕上述技术展开的。

（一）电子病历数据采集技术

根据我国病历书写规范和病历管理规范要求，国外基于语音和填空式的病历模式很难适应我国国情，而基于 XML 的电子病历专用编辑器，重点解决了病历模板嵌套技术、图像标记技术、表格技术、所见即所得排版技术、结构化智能 XML 录入技术、XML 结构化存储、三级检诊痕迹保留、解决不当病历复制、特殊打印技术等一系列采集关键技术，解决了高端电子病历的基础技术瓶颈。此项技术在解决 XML 和自然叙述语言混合书写的同时，解决了医护人员书写病历时需要解决的诸多其他问题，如快捷性问题、图形图像标注问题、表格制作问题等。

临床医护人员在病历文书上花费大量的时间和精力，好的病历书写工具能在很大程度上减轻医护人员的文字工作，把更多的时间用在患者的沟通和照护上，从而提高医护人员的医疗效率。

医院实施电子病历的目的之一是临床数据的二次利用，尤其是用于临床科学研究，科研基础数据来源于临床电子病历的采集。2010 年前存在一种现象：为了展现自己的电子病历系统采集的数据能够用于科研，在前期做了大量的结构化工作，把结构化的数据保存到数据库中，而由于没有能力解决表格、图像、分页等病历排版技术，后期都不得不把前面的结构化数据转移到 Word 或纯文本中，让医生继续处理，这又回到了非结构化的病历书写模式中，最终形成的 Word 病历是完整和真实的，但由于 Word 和纯文本是非结构化的，前期采集的结构化数据在后期的非结构化书写模式中被修改、删除和新增的数据不能反馈回去，导致大量的科研用的内容数据和真实的病历数据不一致，从而失去了科研的基石。也就是说在医生实际操作中，用于科研的病历结构化部分和病历实际书写是分割的，由于输入重复和不方便性，致使医生很自然的放弃科研部分的数据输入。新一代电子病历由于很好地解决了病历的结构化采集与排版技术，而临床用的电子病历可以直接拿来作为科研病历使用，满足了临床医生的科研需求，保证了所有科研病历数据和临床病历数据的一致性。2010 年后，基于 XML 所见即所得的类 Word 电子病历编辑器已经成为业内默认的标准。

（二）电子病历数据存储技术

电子病历采用文件方式存储还是采用数据库方式存储一直是业界厂商争论的话题，完全采用数据库方式来保存电子病历的缺陷在于：

第一，很难满足动态的电子病历保存及样式显示。电子病历由于有字体、表格等格式的存在，同时几乎没有一个患者的病历内容相同，因此实现样式和 XML 数据分离的方式存在很大的困难，如"怀孕 39+3 周"这种描述，对 XML 来说是只一个元素，要在一个元素中定义多种选项是比较困难的。在专科检查单中元素合并的情况更难以描述，再如病历中有很多的症状分阴性和阳性，如果是阳性，则需要弹出更详细的描述。以上临床实际发生的问题都说明单纯数据库方式保存病历的复杂性。

第二，很难满足电子病历系统升级后数据兼容的需要。国内出现过很多基于数据库存储电子病历升级不兼容的问题，由于这种方式的开发都是基于既定的 Scheme（一种计算机程序语言）进行，为了满足新的 Scheme 不得不放弃兼容原来的数据。某些医院就发生过这种情况，如果因为系统升级就导致电子病历原有数据不能兼容，查看老病历还得用老系统进行，电子病历就完全失去了意义。

第三，各历史阶段病历样式版本管理困难。随着时间的推移，病历样式和内容的变换，电子病历系统需要管理大量的样式，如何很好地管理这些样式，是一个大难题。一旦样式丢失，就不能正确按原来格式复原显示病历，这也是一个致命的问题。

第四，电子病历痕迹管理困难。痕迹实际上是一种样式，这种样式的随机性非常大，几乎事先不可预计，而且相同的概率几乎为零，导致的后果就是不得不为每个病历文件都保留一份样式，因此数据库的样式和内容分离的优势就彻底消失了。

总之，基于数据库的方式存储电子病历，只能说比较适合国外的病历书写，它们格式固定、内容简洁。对我国来说，病历的书写采用的是文章的书写方式，因此基于数据库的存储方式满足不了我国对病历书写的要求，这也就是国外电子病历系统直接引进国内不能推广使用的原因。[1]

结合我国国情，同时满足结构化电子病历的要求，我国自主研发了电子病历专用编辑器，很好地解决了上述问题。同时，电子病历文件采用加密的 XML 文件，XML 能满足病历内容和样式保存。由于 XML 文件的压缩率很高，可高达 70%，即 100 K 可以压缩到 30 K，因此压缩 XML 文件有以下作用：①保证了病历的安全性，在非授权的情况下，不可查看和更改病历；②大大缓解了医院的网络压力，同时加密传输，保证了病历传输的安全性。XML 文件可以采用分布式存储，解决了海量存储问题的同时，保证了系统快速响应。电子病历还可以直接输出 XML 数据、html 等各种格式，满足了电子病历的各种应用。电子病历存储和科研流程可以直接输出 XML 数据、html 等格式，很好地解决了国内电子病历深层次的问题，同时满足了基于 XML 科研查询的需求。

（三）病历数据共享交换技术

电子病历与纸质病历相比，最显著的优点就是对信息数据的共享和反复利用，在保证医疗安全、减少低医疗差错、提高医疗效率等方面发挥着十分重要的作用。要实现这个目的，电子病历的标准化是最为重要的，通过本章第一节内容可了解到目前国内电子病历相关标准已经有了突破性进展。

病历数据共享交换分院内系统共享交换和区域共享交换。院内系统共享主要通过信息集成逐步消除医院内部的"信息孤岛"，优化改善医疗信息供给流程，形成以患者为中心的数据中心，服务医护人员。

区域共享交换实现了医院患者就诊信息常态化的正确上传和医生工作

---

[1] 韦佩颜. 浅议电子病历档案利用与患者私隐保护 [J]. 黑龙江档案，2020（01）：36-37.

站电子病历数据的调阅查询功能，完成病案首页和出院小结的标准化上传和共享。医院医生可在工作站实时获取患者在区域内医疗机构的门（急）诊、住院、手术等就诊史和疾病诊断，以及既往放射报告、检验结果、出院小结、病案首页和门诊处方等诊疗参考信息，实现了电子病历共享模式，方便临床医生及时掌握患者的历史就诊信息，更好地为患者提供服务。

（四）医疗质量动态质量监管

国家卫生和计划生育委员会在《电子病历基本规范（试行）》（以下简称《规范》）中强调，电子病历系统应当为病历质量监控、医疗卫生服务信息等提供技术支持，利用系统优势建立医疗质量考核体系，提高工作效率，保证医疗质量，规范诊疗行为，提高医院管理水平。

目前在业界的大多数厂商根据自己的理解和医院的要求建立了一定的质量监控点和质量评分项，但是并没有建立医疗质量闭环考核体系。仅仅如此简单的质量管理是远远不够的。需要按照国家卫生和计划生育委员会关于质量控制的要求，建立覆盖病历采集与流转全过程的病案质量控制闭环体系，通过三级检诊、三级病历质控、三级查房、病案质控、核心制度质控等对病历的形式和内容进行动态管控。医疗质量监管是一个动态的过程，包括以下部分：

1. 建立医疗质控体系

支持多级医疗质量管理体系建立。多级质控体系由医生自查、专科科室评价、院级质量监控、核心管理、上报监测、病案终末评分组成；提供临床科研质控体系、临床护理质控体系及评分标准的设定；提供住院病历各类医疗记录的完成时限定义功能；提供病历质量管理人员定义病历缺陷项目的功能。

（1）时限监控功能：如入院记录在入院24小时完成、首次病程记录在入院8小时完成等这些《规范》中规定的时限要求，时限监控项目会随着医嘱执行的进程相应的动态（如转科、手术、抢救、出院与死亡等）产生。

（2）必须书写项目监控功能：根据医嘱触发产生的一些项目，如腰椎穿刺、会诊等，将分别产生相应的操作病程记录、会诊记录等。这些项目没有时限上的要求，但是有项目上必须存在的要求。

（3）书写频次的监控功能：根据患者病情变化，如病危、病重、病情稳定、慢性病情等，将产生不同书写频次要求。还有一些《规范》中规定的，如上级医生查房、阶段小结等，都有书写频次上的要求。

（4）数据质量校验功能：对于后续数据利用要求较高的文档，需要准备数据元值域、数据元、数据组、数据集等，并应用到模板，在病历数据提交时会进行相应的数据校验。

2. 医疗质控执行与追踪

（1）医疗质控执行。按照时限要求自动检查住院病历记录完成情况，对未按时完成的病历记录向责任医生和病历质量管理人员进行提示；提供授权病历质量管理人员按项目选取和调用病历的功能，项目包括患者疾病名称、手术名称、病情、病区、经治医生等；支持病历质量管理人员对病历质量进行评价、记录缺陷，并将病历质量评价与缺陷反馈给责任医生；提供病历质量管理人员查看病历审查时间和审查者的功能；提供病历记录中格式化医疗术语录入监控功能，包括诊断、医嘱、常规检查等；手动环节质控抽查评分。

（2）医疗质控追踪。提供病历质量检查人员对缺陷病历的纠正情况追踪检查的功能；提供终末病历质量检查评分功能；具备医生自评分管理，自动评分与手动评分相结合的评分方式；提供与病历数据同时展现相关修改痕迹信息的功能，包括修改时间、修改地点、修改人、修改内容等信息。

3. 医疗质控总结反馈

提供病历质量控制统计功能；自动评分与质控统计分析；把主要问题和新发现的问题加入质控体系，同时把改正好的指标撤换下来。以病历质量为核心的管理系统主要采用以监控为手段、以质量为核心、以流程为纽带的管理思路，实现如下功能：

（1）环节质控：通过系统功能设定，检查病历在书写过程中的关键点，减少环节差错。

（2）三级质控：通过主管医生—科室质控—医院质控，护士—护士长—

护理部进行三级质控管理，层层把关，多人参与，以提高病历质量。

（3）三级查房：主治—（副）主任医生查房—科主任行政查房，把该制度固化在系统内，强制执行，以保证医疗质量。

（4）三级检诊：住院医生—上级医生—主任医生，系统强制执行三级检诊制度，以控制医疗质量。

（五）基于临床数据存储库的数据深度应用

临床数据存储库（CDR），又称临床数据中心，是电子病历系统的基础与核心部分，通过对各类临床数据进行标准化、结构化的表达、组织和存储，以及在此基础上开放各种标准的、符合法律规范和安全要求的数据访问服务，为医院的各类信息化应用提供一个统一的、完整的数据视图，最终实现辅助改善医疗服务质量、减少医疗差错、提高临床科研水平和降低医疗成本等的主要目标。医疗数据为医院新发明和新服务提供了源泉，CDR 在以下方面正发挥着数据深度应用的积极作用：

1. 基于时间轴的患者临床数据展现

患者单次诊疗的电子病历内容以诊疗时间轴集成展现系统进行展现，它以图形化界面全面展示了患者的诊疗信息。以事件和时间为坐标组成二维空间，能够快速、准确地浏览患者入院以来主要诊疗事件、病情变化情况，可按图形展示各类检查、检验内容，并用不同颜色显示阳性记录，患者诊疗信息一目了然。生命体征、医嘱、检查检验结果等重要临床信息可快速、准确地被浏览。关键指标功能，即针对各病种定义相应指标，方便了医生进行诊疗，减少了医护人员多次启动不同子系统的重复操作，直观有效地调阅、查询、检索、对比不同的诊疗信息，实现快速浏览、书写等各种功能，极大地提高了医护人员的工作效率，为医生提供了利用患者信息的最有效途径。通过数据中心实时或定时同步医学影像、病理、超声、胃镜、心电、检验、监护、麻醉、医嘱、病程记录、护理等临床信息系统的患者诊疗资料，实现诊疗信息全视图浏览。主要应用在医生、护士等系统上。

2. 患者360度诊疗视图

患者360度诊疗视图是对以患者为中心的数据集中应用的体现，是患者在医疗机构的诊疗档案，结合区域资料，就是一份患者完整的健康档案资料。患者360度诊疗视图不仅能够轻松查看患者的既往诊疗视图，还能够根据本次诊疗场景展现挖掘既往相关信息，供临床决策支持使用，而不是简单的信息罗列。如肿瘤科室的医生对患者历次病理及诊断结果是非常关注的，因此历次罗列对比显示很直观。

3. 信息化医疗质量管理

目前医院各个系统都有各自的医疗质量统计分析，能够分析出基本的质量问题，但是这些问题的相关性分析缺少途径，临床数据中心有助于打通各系统的隔阂，提升医疗质量管理的全面性和准确性分析。

加强信息化医疗质量管理与控制是卫生工作的总体要求之一。在新医改的大环境下，医院必须要做好两件大事：医疗质量的持续改进和医疗服务的不断改善。医疗质量的控制是实现医改目标的最重要方法。临床数据中心对医疗质量管理的支持分为三部分：①全面获取真实数据，了解医院质量现状。②质量问题分析，发现质量影响因素，指标层层分解，细化各个监控点。③改进管理，对效果评价，持续改善。

4. 医疗学科科研发展

在外界看来，大数据在科研和业务应用中存在一定的矛盾。如采集到数据的颗粒度问题，如果真正做科研，它是面对一群人，面对不同的个体采集某种疾病；而临床业务应用层面，需要对某一个人在某一段时间内的发病历程进行调研，实现以时间轴为主线的冷数据的处理。

是分两个系统来做数据库，还是在同一系统上做不同的数据库？针对这一问题，通常而言，临床是从数量上把患者看好，看病过程的因果、失败、成功的深度研究不是临床追求的目标。临床就是规范，按照国家卫生和计划生育委员会的诊疗规范走。临床医生既要完成临床工作，又要面临科研的慢工细活。所以临床和科研的一体化是一个平衡或者是一个妥协，这两点都不能做到极致，且这一妥协是随着阶段来调整的。在临床工作中积累了大量数据以支持科研时，选中间一部分有价值的患者做深入性的研究。颗粒度是可以调整的，科研和业务应用两方面看似矛盾，其实并不是完全对立，而是相互融合变化的。

学科科研建设思路是以病种为单位，以患者为中心，以疾病发生、发展周期为主线，系统整合患者在体检、门（急）诊、住院、随访等多个环节的临床数据，从临床数据中获取科研数据。主要建设内容包括病种公共数据元字典（CED）、临床数据采集系统改造、数据集成平台、患者主索引服务（MPI）、数据管理系统、临床数据存储库（CDR）、数据浏览服务等；全业务环节集成，数据与业务分离；数据自动抓取（HIS、EMR、US、PACS、PIS 等）；真实、完整、丰富的队列数据资源；灵活的数据组织策略；涵盖健康人群、高危人群、患患者群、实验人群等。随着采集数据量的增大，必然面临效率问题，CDR 可以同时解决很多数据库之间数据的相互协调、统一应用、挖掘问题。

通过标准数据集的应用，临床结构化数据查询已经能够解决临床科研的大部分需求，大大提高了临床科研效率。

5. 运营绩效管理

基于运营的绩效管理为院长和职能科室全面掌握科室的运行状况提供了决策依据，下一步目标是建立科主任管理平台，让科主任可以随时掌握本科室的绩效运行情况，各项指标逐步分解到个人。绩效核心是成本控制，这也是医改要求，正在探索落实到科室和个人的成本控制方法。绩效指标体系分为住院指标和专项管理指标两大块。

6. 统一医疗数据上报接口

随着医改的进行，各医疗管理部门需要统计掌握的信息越来越多，因此医疗机构承接的上报系统接口越来越多，市级平台、省级平台、健康档案、医院质量监测系统（HQMS）、门诊首页上报、疾病诊断相关分组（DRG）、传感染、单病种、等级评审等，各个接口要的数据来自不同的信息系统，导致上报接口与现有系统存在大量的网状接口，给管理带来很大的困难，同时还很难保证数据的一致性。各个上报后面都自带一大包标准字典、打包格式，需要做大量的对照工作。临床数据中心的应用不仅解决了数据来源问题，减少了医护人员的工作量，而且通过统计数据对照和打包格式管理增强了数据上报接口的扩展性。

7. 多医院角色多层次视图

医院中的不同人扮演着不同的角色，各自的角色决定着各自的关注点，临床数据中心为这些角色准备了充足的数据。充分了解各角色需求，以更直观的模式展现角色关注点，对提高医疗质量、减少医疗差错是非常有效的。

（六）临床决策支持系统

电子病历系统已经在全国各大医院中迅速推广应用，大大提高了医护人员书写病历的质量和效率，把医护人员从繁重的病历书写工作中解放出来，进而能够把主要精力放在临床诊治工作和与医患交流之中。但目前电子病历的应用还不够深入，大多数都处于文字处理和日常工作的管理，并没有真正地发挥计算机辅助医疗的优势。随着电子病历系统越来越多的使用，更深入的应用功能会不断出现，临床路径、临床指南、数据挖掘等功能将是电子病历系统下一步的发展方向，其中作为与临床医生关系最为密切的临床指南功能必将成为后期发展的一个热点。

随着电子病历和临床信息系统的普遍应用，医院越来越多的临床信息被系统所收集与存储。我国电子病历的智能化应用和决策支持系统刚刚起步，但已经达到高等级（4级）电子病历应用水平评价的核心要求。临床质量控制、特定主题的医疗质量监测与反馈、医生行为的规范化干预、临床路径的大范围应用、联机的临床知识获取等方面越来越多的挑战摆在了医院信息系统的开发者面前。

临床决策支持系统（clinical decision support system，CDSS）是医院电子病历的发展方向，是医生们对电子病历长期以来的企盼。HL7 是支持医疗数据共享和互操作最为重要和已被广泛应用的标准，同时，HL7 在 CDSS 的开发应用领域中也取得了巨大的进展，在美国电子病历的推广实施过程中发挥了不可替代的作用[①]。

面对国内外的这些新理论、新方法、新进展和新挑战，迫切需要聚集我国电子病历和决策支持系统的研发技术精英，共同深入探讨和研究 CDSS 与 HL7 在中国医院信息化建设新阶段中具体实现的相关路线图。

临床指南的重要性已经得到广泛认可，它的科学性和规范性为临床诊疗工作提供了可靠的知识来源，为医疗质量提供了保障。临床指南知识库的建立和与电子病历系统的结合使用为临床医生，特别是非专科医生、低年资医生提供了决策支持作用，有助于提高整体的医疗水平，减少医疗差错，促进医疗服务质量的提高。

提高医疗质量、控制医疗差错、保证患者安全为医院最优先和紧迫的任务。针对这一目标，制定适用于临床医生的数字化临床指南的绘制方法，在此基础上建立医学逻辑模型并自动转化为计算机可推理的规则库，通过与临床信息系统相集成，实现对疾病的临床诊断决策支持。通过临床评估，系统能够提供正确的临床决策支持服务，但仍需要进一步提高临床决策支持系统的临床价值。

（七）电子病历系统交互界面集成

临床数据中心能够很好地解决数据的展现与应用问题，打破了各系统的数据壁垒，然而医院动辄几十上百个系统、几个甚至几十个供应商，在技术架构、支持数据标准的巨大差异下，医护人员为了完成必要的工作必须在很多系统之间不停地切换，不停地登录系统、选择患者。不仅交互体验差，还容易造成差错。

电子病历系统优化医疗流程的一个体现是各个系统流程的优化整合，达到多个临床系统"1+1 ＞ 2"的效果，并且不以牺牲操作用户体验为代价，于是交互界面集成就成为很重要的内容。以患者为中心的医院服务模式，不仅仅是工作流程的改变，更是服务理念的进化。电子病历正是以患者为中心这一理念最好的实现平台，为医生、护士、药剂师等各类用户提供更高效、智能的工作环境；也给患者带来更灵活、舒适、便捷的就诊体验。在医院实

---

① 吴坤，李金. 美国电子病历数据在临床决策上的运用及其启示 [J]. 中华医院管理杂志，2018，34（1）：84—86.

际实施过程中，存在很大的技术问题。首先，每个厂商的系统本身是一个封闭的体系，各个具体的功能都需要框架和全局变量支持；其次，流程的优化是一个各系统功能交叉调用的过程，数据协同技术解决较简单，但界面调用协同较困难；再次，各厂商的界面风格千差万别，最终的整合结果在视觉上感觉有点不伦不类。尽管困难重重，但界面整合在改进医疗流程、提高医疗效率、减少医疗差错等方面起着重要作用，研究者都在做不同的尝试：

（1）单点登录。单点登录是最简单的一种界面集成，随着电子认证服务（CA）在医院的逐步推广，将各流程对应的业务系统在界面进行整合，指的是在不改变原有业务系统工作模式的前提下，将用户在各业务系统登录界面整合在一起，配合单点登录技术，用户只需要输入一次用户名、密码即可在一个界面内展现所有流程，点击对应的流程后后台自动转到相应的业务系统进行操作，给用户的感觉是在一个界面进行操作，而实际是各系统分工合作，不过是在登录时的界面上有所统一。这种模式不解决流程问题及患者选择协同问题。

（2）插件化处理方式。插件化集成方式指的是在一个统一的平台上，将各信息系统操作方式通过插件方式集成在一起，通过第一次登录安装一次插件，让用户无须安装客户端等工具。在形式上感觉用户是在一个系统上对所有临床相关业务流程进行管理，以及对各具体业务进行操作，实际上底层链接到各个独立的系统进行数据的读写操作。这种集成方式不需要改变原有系统的数据格式，集成相对比较方便，但是在展示上可以让用户感觉系统是高度统一的。在优化用户使用感觉的同时，也减轻可以各系统之间的协同工作量。相比于界面整合形式，插件化处理的方式更为统一、效果更好。目前主要根据集成与被集成系统的主导地位来决定以哪一方做插件，如在住院医生工作站，一般把 HIS 的医嘱剥离出插件，集成到电子病历系统中；在门诊，一般把电子病历系统剥离出插件，集成到 HIS 系统。这种模式不仅解决了登录和患者选择协同问题，在一定程度上解决了流程优化问题。这种模式的最大问题是院方协调，使插件方愿意做这种定制开发工作。

（3）基于消息集成平台方式。各系统的交互数据通过消息集成平台处理，各业务系统把需要交换的信息推送到集成平台，再由集成平台进行业务流程分发，实现业务和界面真正分离。这样在住院医生工作站中医嘱录入就可由电子病历系统来处理，只需把录入的医嘱条目推送给消息集成平台，分发给 HIS 处理，从而完成业务集成。各业务系统把业务处理封装做成服务引擎，供消息集成平台调用，输入的终端可以多样性，事实上仅就医嘱处理来说，医嘱可以来源于 HIS、电子病历系统、移动查房系统、手术麻醉系统等，而医嘱业务处理只在 HIS。这种模式使医院各系统在松耦合模式下实现了流程改进、界面集成优化等功能，并符合 IHE（一个有在提高医疗计算机系统之间更好地共享信息的技术框架）互操作性规范等，虽然对当前各厂商系统改进要求很高，但已经成为当前的发展趋势。

二、电子病历系统的发展前景

(一) 电子病历系统的不断优化调整

国内电子病历系统应用水平经历了从低到高的发展过程，从最初简单的同步患者基本信息就能运转，到目前发展到需要临床数据存储库的支持才能够很好发挥功效，说明整个系统已经从最初的书写工具演变为信息整合和辅助决策支持系统[1]，电子病历的功能范围和作用在进化中不断变化和调整：

（1）数据一致性。临床数据是临床决策的主要依据，关乎患者的生命安全，目前医疗机构大多数系统数据变化很难被感知，因此依靠被动数据同步模式很难真正解决数据一致性问题。只有通过各系统改造，把系统间共享数据以主动推送模式推送，通过消息集成平台协调更新，才能保证数据的一致性，同时在出现医疗差错时通过消息审计能查找出问题出现在哪个系统。

（2）细致的状态跟踪。电子病历系统正跟随着临床向精细化诊疗方向迈进，每个医嘱指令的状态跟踪信息和及时的消息反馈越发重要，及时诊疗和信息告知是提高医疗质量、改善医疗服务的重要手段。

（3）功能碎片化。功能的碎片化不仅体现在各系统的集成整合上，同时体现在产品供给形态上。不仅有电脑操作的，还有用平板和手机及智能设备的接入操作的。功能按工作场景按需使用，不再由单一性产品完成所有功能。

总而言之，真正的电子病历系统应该能为临床医疗、医院管理乃至宏

---

① 吴凤梅. 电子病历智能系统的优化研究 [J]. 办公自动化，2020，25(05)：31-32.

观的卫生管理与改革提供有力的支持。

(二)电子病历专科化和专病化纵向发展

在互联网领域经常听到行业"垂直应用"这个词汇,在普及型系统逐步饱和后,做专和做精是必然的走向。电子病历的专科化和专病化就是这个领域的垂直应用,随着深水区的逐步进入,对厂商的门槛也越发提高,分水岭也逐步显现,不仅对技术,而且对医学专业要求更高。为贯彻落实深化医药卫生体制改革的精神,推动公立医院改革,提高三级医院医疗技术能力和服务水平,原国家卫生和计划生育委员会与财政部设立了国家临床重点专科建设项目,专科化电子病历系统将有力支持国家临床重点专科建设项目这一项战略任务。

和普及型电子病历系统对现有系统的局部改造不同,专科化电子病历系统更倾向于对临床业务的全面改造和优化,是一种更深入的应用。目前,口腔、中医、肿瘤、眼科、妇幼、骨科、心血管等专科医院在专科化进程中走在前沿;除专科医院之外,各综合医院的重点科室也是专科化和专病化建设的重点。

口腔专科电子病历系统口腔专科医院和其他专业的区别在于80%以上的业务发生在门诊,而且治疗单位不是以人为基础,而是以牙位为基础,是一个很有代表性的专业。系统以口腔门诊医生工作站为核心,提供从看诊队列管理到病历书写,从复诊预约到处方处理的各项口腔专科日常功能。通过与医院现有门诊挂号、收费系统集成,口腔专科电子病历系统为医生提供全面统一的临床数据管理和流程支持。口腔专科电子病历系统特色具体如下:

(1)复诊患者预约管理:为医生提供个人日历管理工具、自动生成预约单,实现医生与护士在患者预约/提醒/确认流程的互动。

(2)治疗序列和治疗方案管理:临床诊断精确到牙位牙面,自动关联对应 ICD-10 编码。通过建立临床知识库,在治疗方案级别维护多次门诊的序列关系。

(3)临床路径和门诊电子病历:根据诊断和治疗过程数据采集生成病历模板,自动按照牙位来组织病历描述内容。

(4)门诊处方和检验检查申请单:与医嘱关联生成收费项目,实现与门诊收费系统集成、与检验检查系统集成、实现医嘱级别和检验检查申请单内容集成。

（5）口腔影像文件管理：对口腔照片分组保存，根据医生要求生成图像列表，严格控制下载和访问权限。

（6）牙周评估表：系统检查表录入完成之后，可以图形化显示各检查项目，如探诊深度、牙龈退缩、角化龈宽、菌斑指数、出血指数等。

（7）口腔检查图：通过图形化界面标志和记录口腔检查所见、治疗计划等数据实现。

（8）时间轴视图：通过直观的时间轴方式展现同一患者多次看诊的治疗过程记录。

（9）门诊病历质控：支持门诊病历抽查、质控评分标注、评分反馈到临床医生。

（10）门诊病案管理：支持门诊电子病历签收与借阅管理。

（三）向院外延伸的疾病管理

移动医疗改变了过去人们只能前往医院看病的传统生活方式。无论在家里还是在路上，人们都能够随时听取医生的建议，或者是获得各种与健康相关的资讯。医疗服务因为移动通信技术的加入，更高效地引导人们养成良好的生活习惯，变治病为防病。

疾病管理是一种综合性的干预模式，具体包括加强医生、患者之间的沟通。随访以前是疾病院外管理的主要模式，这种单向问答式获取的信息有限，而且患者依从性差。随着移动医疗互联网的兴起，院外疾病管理有了新的模式。现在的院外疾病管理主要通过互联网、智能手机 App、电话、视频等立体化沟通方式，对重点疾病患者进行全面的院外跟踪管理。它通过运用标准化的医疗指南，加强对患者本身的教育来预防病情恶化的风险；强调对临床结果和经济效益进行及时和持续的评估，最终通过健康教育和临床治疗减少总医疗经费，减少并发症和病死率，提高患者的生存质量。

国内目前对于院外疾病管理与康复普遍存在以下问题：患者对自己的症状、体征及饮食等不重视；医护人员由于工作繁重等原因疏于对门诊和住院患者进行健康教育。因此，进一步规范并实施院外疾病管理与康复程序显得尤为重要。

院外疾病管理是诊疗的延续,是电子病历系统功能的有效扩展和补充,对疾病研究和提高医疗质量有重要的意义。院外疾病管理基本以单个病种来开展,不仅涉及技术和服务问题,还涉及商业模式问题,已经有些医院做了尝试。

院外疾病管理系统具体的管理内容包括患者的恢复情况、检查情况、用药情况、生活习惯、不良事件的处理、复查等。这个服务减少了随访的时间成本和资源成本,降低了术后风险发生率。此服务是以付费会员制推出的,然后和医生进行分成。

第五章

基于互联网业务的移动医疗与远程医疗平台建设

··

　　移动医疗能够提供随时随地、高效便捷的医疗资讯和服务；远程医疗可以运用远程移动通讯技术交换医学信息，以达到诊断、咨询、治疗目的。发展移动医疗与远程医疗的发展提高了医护人员的工作效率，对提高我国的医疗水平有着至关重要的作用。本章分别对移动医疗内涵、移动医疗应用平台建设、远程医疗协作平台技术、远程医疗协作平台建设进行研究。

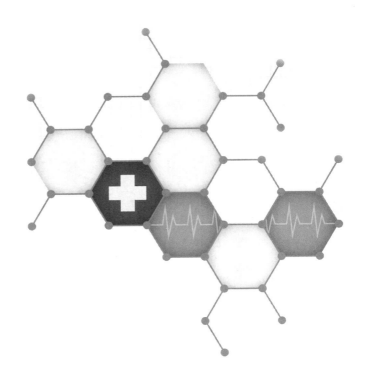

第一节　移动医疗的内涵

　　随着医院计算机网络的普及和医疗信息系统的完善，许多医院建立了功能强大的医疗信息系统（如 HIS、LIS、PACS 等），医护人员可以通过计算机接入网络访问各类信息系统，实现医生查房、患者监护、药剂师配药和分发、医疗设备管理和实时监控、药品库存管理、电子病历查阅等功能。目前，很多医院的计算机都是放置在各部门或科室的固定位置，这种固定部署计算机的方式，存在终端设备移动不方便、信息点固定等局限性，制约着医院信息管理系统发挥更大的作用。如何更有效地利用计算机网络加强医生、护士及相关部门的协调运作，是当前医院需要考虑的问题。

　　无线局域网（WLAN）在医院的应用打破了这一局限性，无线网络具有终端可移动、接入灵活方便等特点。近年来无线技术的发展，使传输速率得到质的提高，移动终端设备的无线应用在越来越多的医院得以实现，使医院可以更加有效地提高医生、护士和管理人员的工作效率，协调相关部门有序工作。

　　目前随着无线网络的应用及移动终端设备的普及，移动医疗引领着医疗服务模式的颠覆式变革，打破了传统医疗服务的地域限制，在卫生信息化建设热潮中掀起一场"医院无边界化"的革命，让无处不在、无时不在的新型"无边界医疗服务"的成为现实。

一、移动医疗发展与应用概况

（一）移动医疗发展概况

　　国外移动医疗起步较早，技术相对趋于成熟，其移动医疗领域的发展主要包括移动无线查房、无线语音呼叫、移动无线护理、无线管理决策、移动药品管理和分发、条形码标识应用，实现了患者在医院就医的流程（包括门诊就医、配液输液、入院登记、下发医嘱、发放药品、手术室麻醉、影像处理、检验、出院结账）等都可以用移动技术予以优化。

在我国，移动医疗系统起步较晚，目前仍然处在发展的阶段，在大多数医院使用比较多的是移动护理系统。移动护理系统指的是护士可以利用移动设备借助无线网络，对病区患者进行移动护理工作。近些年来，移动医疗发展迅猛，带动了移动终端设备的广泛使用，同时也使诊疗模式有了革命性的进步。

目前我国大部分省部级医院都建立了基于无线网络的移动医疗系统，且发展迅速。伴随着医院对信息化的重视，移动医疗系统的发展也日趋成熟，但是也存在一些制约发展的问题，如政策、资金、管理等各个方面的问题，系统数据安全方面也面临着巨大的问题。[①]

移动医疗利用先进的信息技术作为研发基础，特别是物联网、云计算、嵌入式及数据挖掘等技术的应用，为移动医疗的智能化发展奠定了基础。随着医院整体信息化的发展，医护人员可以足不出户地进行远程医疗活动，医生亦可利用移动设备对患者进行移动查房，并对患者进行有针对性的治疗。在医院信息化蓬勃发展的大背景下，移动医疗系统的发展会向着越来越智能化的趋势发展，其发展也影响着医院整体医疗服务及医疗管理质量。

移动医疗还对医院无纸化电子病历和无纸化办公起到支撑作用。移动医疗帮助医院实现了患者身份识别的条码化，护理文书、检查单、检验单电子化，实现了医嘱的闭环管理，提高了工作效率，推动了医院以患者为中心的优质服务工程的开展。

（二）主要移动医疗应用

移动医疗应用涉及各种各样的技术，实施起来有一定的复杂性。目前，移动医疗应用主要分为以下几类：

（1）诊疗类：包括移动医生站、护士工作站，主要是服务于医院临床科室的医护人员，协助其实现移动查房、移动护理等日常业务。

（2）服务类：包括手机 App、微信、慢性病监测等应用，主要服务于患者，患者可以通过移动设备实现网上预约挂号、检查检验结果查询等诊疗需

---

① 许婷婷，张大为．我国移动医疗发展趋势研究 [J]．福建茶叶，2020，42（03）：323．

求。①

（3）监控类：包括高值耗材、高值药品追踪、冷链系统等应用，主要服务于医院管理部门。

（4）具备移动性能的辅助诊疗系统：包括移动心电监护仪、移动 CT、移动 DR、移动彩超等。

二、移动医疗需求与架构分析

（一）移动医疗应用的总体需求

移动医疗应用的需求大致可分为以下几点：

（1）业务处理与信息查询应用需求。医护人员可以通过移动医疗平台实现移动查房、移动检查、移动护理等业务处理，并且能通过移动终端查询医院医疗业务动态信息、患者基本医疗文书的信息、医嘱执行信息、医嘱记录信息、药品进销存信息、禁忌药品提醒、传染病院内感染报告、排班、当班医生等实时信息，辅助医院管理决策。

（2）计划任务管理应用需求。医院的医疗业务及管理人员特别是临床医护人员，每天都面临着按照医疗规范及管理流程必须及时处理的各类任务，而这些任务需要相关团队人员相互协同完成。传统的办公自动化系统需要工作人员及时使用电脑查询需要处理的工作，而这对工作移动性较高的医护人员来说很不便利。因此，计划任务管理人员可通过移动终端设备随时随地安排任务计划，在任务执行者的手机上提醒到期任务执行，查询计划任务的详细信息，执行任务并确定任务已执行；任务执行监管人员则可随时查询计划任务安排、执行情况。

（3）危急值管理应用需求。在医院信息系统中，检验危急值的发现是医生主动通过医生工作站查询检验报告实现的，由于危急值的发现与警示采用人工处理方式，危机值的发现和处理不及时，医疗质量及患者安全可能无法得到及时、有效的保障。采用移动终端设备，不仅可以及时发现危机值警示信息，而且可以直接通过移动终端设备让医生及时处理危机值，同时还能实

---

① 王秋颖，李昂，董怡然.基于医疗服务链的移动医疗 App 现状及问题分析 [J]. 中国医院管理，2018（7）：48-49.

现医院医疗质量管理人员对危急值警示及危重患者处置过程的全程监管。危急值管理无线移动应用的需求就是及时采集患者检验检查结果的危急值信息，并按照医院对危急值的分级管理流程，逐级发送给患者的床位医生、值班医生、主治医生及医疗质量管理人员，达到危急值的及时处理及过程监管的目的。

（4）会诊管理应用需求。在传统医院信息系统中，会诊管理是通过医生在台式机录入会诊申请，请求其他科室的专家参加会诊，受邀会诊医生也是通过台式机了解会诊要求，并确认参加会诊，或可能完全采用人工方式处理会诊请求过程。由于受邀会诊医生不可能经常查看电脑，人工方式也常常因为受邀专家自身工作繁忙，会诊的请求及应答过程往往很慢，及时性差，可能延误对患者的有效治疗，因此需要采用无线移动应用终端。住院会诊申请医生可在移动终端设备录入会诊单，并传送给受邀会诊科室医生。受邀会诊科室医生同样通过移动终端设备接收、查阅诊疗信息及会诊要求，接受会诊，并在完成床边会诊后，即时录入会诊意见，传送给会诊申请医生。住院会诊申请医生可及时接收会诊意见，作出处理医嘱。

（5）药品分级使用管理应用需求。在医院中，抗生素、精神药品、非医保药品、进口药品等慎用、限用药品的使用是按照医生用药的权限级别来分级审批的。同样，对分级用药的审批也要求方便、及时、随时随地。因此，需要采用移动终端设备，用于医生按照分级药品使用控制管理规范，处理抗生素等药品使用的请求、审核等过程，管理药品的安全、合理使用。医生在下达用药医嘱后，系统会自动向上级医生发送处方信息，请求上级医生审核。上级医生通过移动终端设备接收处方审核请求，查询处方明细，审核药品的使用是否符合使用权限及要求，并及时反馈审核结果。医生在收到上级医生审核结果后，确定是否确认医嘱。

（6）健康管理应用需求。健康管理是基于个人健康档案基础上的个性化健康事务管理，它建立在现代医学和信息化管理技术模式上，从社会、心理、环境、营养、运动的角度对个人提供全面的健康促进服务，帮助、指导人们有效地把握与维护自身的健康。随着国家对健康管理概念的宣传，公众对健康关爱的意识在加强，使用移动终端设备进行健康管理服务的模式得到了较为广泛的认可。

（7）质控的要求。国家卫生健康委员会要求对患者身份的"三查三对"，如在病房可以对用药患者的身份和医嘱进行比对，确认医嘱执行的正确性；在手术室可以对手术患者的手术部位进行确认等。

（二）移动医疗应用平台的总体架构

移动医疗应用平台的架构设计要满足以下几个主要特性：

（1）便捷性：可以通过移动设备不受地域限制地获取和处理患者的信息，患者亦可借助移动设备实现远程挂号及医院信息查询等医疗服务。

（2）实时性：危急值可以随时进行处理，对医疗文书的实时处理、医嘱的实时下达等。

（3）多样性：医护人员不再单纯地依赖固定的办公场所和设备处理业务。

（4）高融合性：指移动医疗平台与 HIS、LIS、PACS 的深度结合，通过接口调取所需相关数据信息。

移动医疗应用平台采用多层系统设计。系统的核心是医疗业务中间件，它基于移动医疗信息系统，处理医院移动信息应用业务协同所必需的业务流程、业务规则，并通过平台的资源适配器访问医院信息资源。移动终端系统通过标准化的功能中间件，实现面向角色的应用功能组合及应用界面表示层展示，通过 4G 网络提供远程移动访问。医疗业务协同工作平台还包括平台系统管理基础功能，保证医院信息资源的统一性、标准化，以及平台的可管理性、可维护性、可扩展性，适应不同医院的个性化适配。移动医疗应用平台总体架构如图 5-1[1] 所示。

---

[1] 本节图片均引自：陈秀秀. 数字化医院信息架构设计与应用 [M]. 北京：电子工业出版社，2018.

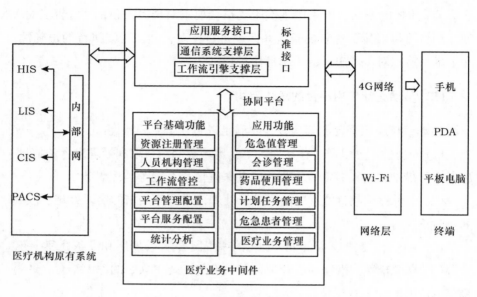

图 5-1　移动医疗系统架构图

第二节　移动医疗应用平台建设

移动医疗在医院应用较为普遍的是移动医生系统、移动护理系统、移动诊疗系统、掌上医院系统等。下面依次研究各个系统。

一、移动医生系统

移动医生系统要紧密结合临床需求，以医生移动查房为主导，开发出一个简化工作流程，以提高医生整体工作效率。通过系统处理医院所必需的业务流程，并通过平台的资源适配器，访问医院信息资源。移动医生系统通过标准化的功能中间件，实现面向角色的应用功能组合及应用界面表示层展示，通过 4G 网络、院内 WLAN、无线网络提供医院移动信息应用终端的远程移动访问[①]。

---

① 杨瑶瑶. 人工智能背景下的移动医疗平台现状及展望 [J]. 未来与发展，2020，44（02）：5-11.

（一）移动医生系统总体架构

由于移动终端的多样性和业务复杂性，采用分层技术实现，系统的核心是医疗业务中间件。系统总体架构图如图5-2所示。

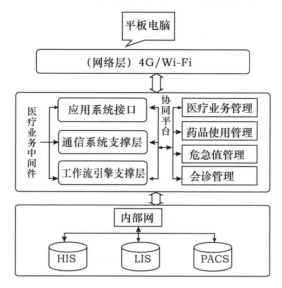

图5-2　移动医生系统总体架构图

（二）移动医生系统的技术特点

移动医生系统是围绕以患者为中心的服务模式，以人为本的设计理念，真正实现诊疗业务向患者床旁的延伸，满足临床医生对患者情况准确、实时、全面的掌握，为患者提供及时、适当的医疗服务，全面提升临床医疗服务质量和患者满意度。移动医生系统的技术特点主要包括以下几点：

（1）与HIS、LIS、PACS、EMRS、移动护理系统无缝连接，随时掌握患者各项信息，实现临床信息的互联互通。

（2）根据患者病况实时变更治疗方案。

（3）实现对临床检验检查结果的历史追溯、变化趋势跟踪。

（4）支持对高危药品用药和检验危急值预警。

（5）支持对临床各项申请、处方的开立与权限分级管理。

（6）通过多媒体信息采集，优化改善沟通的有效性，并及时、正确、完整地将信息传达给接受者，减少差错发生，提升医疗质量安全。

（7）支持通过互联网访问并经过安全授权的医疗信息资源。

（三）移动医生系统的功能模块

移动医生系统可以进行床位管理、医嘱查询、医嘱开立、体温曲线查询、检验结果查询、检查报告查询、便签管理、录音等操作。系统模块设计可以分为以下几大功能模块：

（1）床位管理项：其功能是显示患者具体床位信息、医保信息、护理信息等。

（2）医嘱开立项：其功能主要是完成医生通过移动终端远程实现对患者的查房，并有针对性地对患者进行医嘱的开立，便于进一步的治疗。

（3）检验、检查结果查询项：通过移动终端实现患者住院期间的检验、检查结果查询。

（4）医嘱查询项：主要是根据医嘱状态分类查看不同类别的医嘱（如全部医嘱、有效医嘱等），并可完成对医嘱的复制或作废。

（四）移动医生系统各模块的主要功能

（1）信息查询及任务协同功能。医疗业务信息查询项：从 HIS［门（急）诊挂号、收费、住院管理、药品管理、全院排班管理］、EMRS 获取医院医疗业务动态信息（人次、费用、指标）、药品进销存信息、排班、当班医生信息、传染病、院内感染报告。

（2）危急值管理功能。①医技、护理、ICU 信息查询：LIS、RIS、护理、ICU 体征监测等系统监测危急值，并向危急值警示系统发送危急值。②危急值警示功能项：检测到移动医生应用工作终端危急值收到确认并处于处理状态，进入危急值医嘱处理程序。③主治医生或值班医生：在确定接收到来自工作站上的危机警示后，医生下立医嘱。④护士：护士收到系统危急值警示后，确认信息后通知值班医生进行处理。若没有收到医生对危急值的处理医嘱或收到的处理医嘱有误，则将消息发给医生，或者提醒让医生再次处理。若正确，护士完成医生的危急值处理医嘱核对后，在移动终端上完成危急值处理，并进行医嘱执行确认。⑤主任医生：主任医生收到移动终端的危急值警示后，通知值班医生予以处理。⑥危急值警示功能项：如果检测到医生没有收到来自移动系统的危急值警示信息，及时将消息传至主任医生，并及时将消息传至医务处。⑦在主治医生、值班医生、主任医生完成危急值警示处理，以及护士完成医生的危急值处理医嘱核对后，可查询危急值警示及处理查询状态。

（3）药品分级使用管理功能。①医生：通过医生工作站及移动医生系统进行医嘱录入，获得药品使用违规警示消息后确定执行或取消处方。②药品使用管理项：检测是否有违规使用抗生素的医嘱，如发现及时使用违规警示消息。③医生工作站、移动医生应用工作终端：接收药品使用违规警示消息，在医生移动终端警示；如未违规就确认，在电子病历中保存处方医嘱；若医生确定执行违规医嘱，则在电子病历中记录违规使用记录。④医疗质量监管人员：通过移动终端，从药品使用管理系统获取药品使用违规警示消息并执行监管；从电子病历查询药品违规使用记录，并执行监管。

（4）患者信息查询功能。患者信息查询主要项目包括：①病案首页内患者基本信息，如患者住址、工作单位、联系方式、付款方式等。②患者历次住院情况，如所患疾病、治愈情况、用药情况等。业务数据查询主要项目包括：①药品医嘱，查看患者已执行、未执行的医嘱信息。②检验检查收费信息。③患者简要检查报告单查询功能。与 LIS、PACS 接口，实时查看患者的检验检查报告单，并能根据检验检查数据绘制趋势图。

二、移动护理系统

移动护理系统是建立在医院 HIS 数据中心基础之上的整合型平台，系统以无线网络为依托，使用移动数据终端（EDA 和 MCA），将医院各种信息管理系统和移动数据终端连接，实现医护人员在病床边实时输入、查询、修改患者的基本信息、医嘱信息和生命体征信息等，以及快速检索患者的护理、营养、检查、化验等临床检查报告信息。通过将二维条码标识技术应用于患者腕带、药品标签、生化标签和标本标签等，采用手持终端设备扫描腕带等标签信息，实现快速、准确地完成出入院、临床治疗、检查、手术、急救等不同情况下的患者、药品和标本等识别。

(一)移动护理系统整体架构

为了满足医院各种应用的需求,在医院现有局域网的基础上架构无线局域网和医疗物联网,建立信息传输的基础网络平台,为系统应用前端配置无线手持终端,以实现应用实时化和信息移动化。采用中间件技术建立面向服务的通用数据交换平台,整合医院的各个信息子系统,为医院的应用系统提供统一、标准的接口,便于现有应用系统的维护和未来系统的扩展。系统的总体架构如图5-3所示。

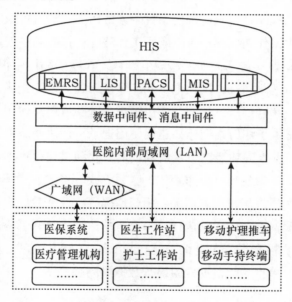

图5-3　系统总体架构图

目前移动护士工作站系统有两种方式可供选择:一种是移动推车系统,另一种是无线手持终端(包括PDA、平板电脑)系统。移动护理信息系统的建设成功,不仅能直接解决医院临床医护工作对信息数据现场支持的需求,更为今后建设数字化医院打下坚实的基础。

(二)移动护理系统的功能模块

移动护理信息系统要求涵盖身份核对、健康教育、特殊患者提示、医嘱提示、医嘱执行、护理级别及生命体征采集、药品核对、检验检查信息查询、护理文书处理、工作量统计等各工作环节，利用移动计算、智能识别、数据融合技术，实现全条码化移动式处理，帮助护理人员提高工作效率和服务质量，提高患者满意度。

移动终端操作的业务多为护士对患者床头做的业务，利用移动终端设备的条形码扫描枪，护理工作人员可以在全病区范围内完成准确的患者定位、药品定位，以及实时数据采集等，此类业务还有患者医嘱执行、报告查询及患者生命体征采集等。

(三) 移动护理系统各模块的主要功能

（1）信息核对模块。信息核对模块借助无线网络覆盖，采用条形码识别核对患者的身份、药品和检验标本等，确保信息与医嘱相符，包括在正确的时间对正确的患者执行正确的治疗。

（2）临床体征信息录入维护模块。化验查询模块可在病床旁录入患者体温、脉搏、呼吸、血压等生命体征，还可根据实际需要调整录入的次数；可查阅历史记录，并按照设计自动绘制图形和曲线。常规可录入体重、大便次数、尿量等，也可根据需要补充项目。能够自动累加出入量，24 h 结果自动记录。在此模块中可以查看患者的体征信息，护士在使用过程中不需要退出当前界面就可以在不同的患者之间切换查看体征信息，更加快捷、方便。放置此功能模块方便护士采集相关的生命体征，保存后可同步放置移动护理的桌面 PC 端，且自动生成相应的体温单曲线图。

（3）化验查询模块。在化验查询模块中，护士可以选择要查看的患者的化验信息，这些信息是通过与其他系统做的相应的接口，直接显示在当前选择患者的列表下，使得护士不需要退出当前界面就可以在不同的患者之间切换查看化验信息，更加快捷、方便。

（4）医嘱处理模块。医嘱处理模块与 HIS 对接，自动、实时提取医嘱。护士在确定要查看的患者姓名后，选择此模块，就可以看到患者的医嘱信息。这个模块所有的医嘱信息都与医生所用的电子病历中的医嘱同步更新，提高护士临床使用、操作的安全及准确性。并且，护士在执行医嘱的过程中，包含了扫描腕带、扫描瓶贴等强制性操作，真正实现"三查七对"的护理操作要求，极大地提高医疗护理的准确性，为避免医疗差错做出相当大的贡献。由于医生开的医嘱的不同，医嘱执行也分三类处理，不同情况有不同的执行策略。实现护士操作中收药登记、配药登记、医嘱执行，医嘱执行过程中遇到的输液暂停、巡视，以及停止用药、结束用药等情况登记。实现医嘱执行的规范化，实现安全性检测。

（5）护理文书模块。护理文书模块包含护理工作需要的多种文书，如①入院评估：在患者新入院的时候，完成一次全面的评估。评估操作过程由PDA端完成，可以在PC客户端查看和打印。录入完成后可以对录入的内容进行浏览或修改。②每日护理评估单：在患者住院的时候，每天需要完成一次评估。评估操作过程由PDA端完成，可以在PC客户端查看和打印。录入完成后可以对录入的内容进行浏览或者修改。③健康教育记录单：评估操作过程由PDA端完成。④出入量记录单：出入量记录单中可以看见该患者从当日早上7点到次日早上7点的出入量情况，时间区间可以自行选择。在该界面可以对时间区间内单个患者的出入量情况进行查询，也可根据需要将出入量写进体温单中。护士可在病房内随时以手写方式记录对患者执行的护理措施、患者病情变化及其他特殊情况等。

三、移动诊疗系统

移动诊疗系统主要体现在患者检查方面，即心电监护、CT、DR。这几类检查作为医院患者最常见的检查，其硬件设备也随着临床需求进行着不断的改进。固定封闭式的设备已不能完全满足需要，许多患者病情危重，常需进行心电、CT、DR检查，但在转送患者至终端检查科室的过程中可能会发生很多并发症，包括生理状态不稳定、诱发事件（如癫痫发作）和技术失误等导致病情恶化，进而加重继发性的脑部损伤。同时，患者离开了监护环境，在病情变化时很难提供适时的治疗措施，于是可移动的开放式诊疗设备就应运而生。移动检查设备的使用可以及时发现患者出现的各种异常情况变化，有效避免搬动患者外出检查所带来的各种风险。移动检查设备灵活轻便，即使在狭窄的地方一人即可移动其支架，并放置于患者床边，还可以平移，因此能为躺在不可移动床上的患者进行扫描。

（一）移动诊疗系统总体要求

心电监护系统采用先进主流的开发技术，以面向服务的架构（SOA）为核心模式，通过此核心模式来实现系统里面各个组件之间的数据交换与通信工作。

SOA 服务具有平台独立的自我描述 XML 文档，它用消息进行通信，该消息通常使用 XML Schema（也叫作 XSD，XML Schema definition）来定义。SOA 架构将应用程序的不同功能单元独立出来，功能单元之间通过定义良好的接口和契约联系起来。接口是采用中立的方式进行定义的，它应该独立于实现服务的硬件平台、操作系统和编程语言。这使得构建在各种各样的系统中的服务可以一种统一和通用的方式进行交互。每项 SOA 服务都有一个与之相关的服务品质（QoS，Quality of Service）。QoS 的一些关键元素有安全需求（例如认证和授权）、可靠通信，以及谁能调用服务的策略。应用 SOA 架构的优点：①具有低耦合性，增加和减少成员单位医院对整个业务系统的影响较低。② SOA 具有可按模块分阶段实施的优势，可以成功一步再做下一步，将实施对成员单位医院的影响减少到最小。③ SOA 与平台无关，减少了业务应用实现的限制。要将成员单位医院的业务整合到区域的"大"业务系统中，对成员单位医院具体采用什么技术没有限制。④ SOA 可通过互联网服务器发布，从而突破企业内网的限制，实现成员单位医院与数据中心的紧密结合。通过 SOA 架构，医院可以与数据中心直接建立关联。

（二）移动诊疗系统总体流程

移动诊疗系统（心电、CT、DR）在医疗机构的使用越来越广泛，临床护士或医生借助移动设备对患者进行检查，检查结束后直接通过网络将检查信息传输至检查诊断中心。移动诊疗系统的总体流程如图 5-4 所示。

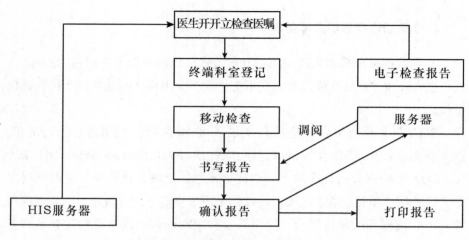

图 5-4 移动诊疗系统的总体流程

(三)移动诊疗系统各模块的主要功能

1. 移动诊疗心电系统的主要功能

（1）急诊流程功能。系统为急诊提供两套方案，确保急诊心电图的快速采集、快速报告。①采集终端设置快速心电功能，可在第一时间完成心电图的采集、回放。②传输至报告端的急诊心电图用特殊颜色标记，并自动排序在报告列表最前，提示诊断医师优先诊断。

（2）危急值预警功能。①检查传输科室传输过来的心电图，系统自动预诊断，根据诊断结果在报告队列排序显示，并以特殊颜色预警。排序依据诊断危急情况依次排列，诊断医师对危急病历优先诊断。②报告医师对心电图诊断完成后，对危急值心电图进行标记，提醒病房进行相关危急处理。

（3）远程专家会诊功能。心电图可以通过远程医疗系统发送至专家手机或者平板电脑等可移动智能终端，实现心电图的远程诊断。

2. 移动诊疗 CT、DR 系统的主要功能

在移动 CT、DR 系统中，根据功能需求可将系统大致划分为检查登记、影像采集、影像存档管理、影像处理与输出、诊断报告、系统维护六大模块。系统会将 HIS 需要的数据信息存储到公共交换数据库中供 HIS 读取。

系统与 HIS 的连接是非常必要的，其连接的目的主要是便于诊断工作的进行，有助于检查图像的管理，有利于研究和教学工作的开展。

（1）检查登记模块。检查登记是患者检查流程的第一个环节，主要应用于医院的医技影像科室的登记处。登记的内容来自患者手持的检查申请单信息，包括患者基本信息（姓名、性别、年龄、联系电话、家庭住址、医保号、住院号或门诊号、身份证号等），患者的检查信息（申请单号码、申请科室、开单医生、检查项目、检查部位、金额等）和病历摘要、临床诊断等信息。但是因为需要移动检查的患者病情通常较为严重，所以登记项有时可以省略，检查技师可直接去病区对患者进行 CT、DR 检查。

（2）影像采集模块。对于非医学数字成像和通信（DICOM）的设备，通过使用高分辨率的采集技术和设备来完成图像信息接收和图像格式转换，将现有的模拟信息转换成 DICOM 3.0 标准信息，发送到 PACS 的存储系统中存储，实现 DICOM 打印，并且可以单帧采集或连续采集。

（3）影像存档管理模块。影像存档管理模块，将 DICOM 影像进行离线备份。备份介质是接入本地工作站或服务器的外置移动硬盘，可以自动增量备份，不重复，不漏备。如果硬盘空间容量已满，会自动弹出提示，提醒人工更换硬盘。

（4）影像处理与输出模块。影像处理与输出模块支持打印到虚拟打印机，只存储排版格式；胶片打印信息完全自定义设置，可以设置打印字体大小及字体位置；支持同时设置多种胶片输出格式，方便用户快速切换使用。CT、DR 图像的打印支持在打印预览区域直接放大缩小，而且要求保证放大缩小之后正侧位比例大小一样，要求可方便地任意移动，打印窗口可单独放大。

（5）诊断报告模块。在诊断报告模块中可以进行检查报告的模板维护，也可以进行检查报告的书写与审核。

（6）系统维护模块。系统维护模块主要包括基本信息维护（患者来源、科室信息、检查处室信息、人员职务、检查设备、检查项目名称等）、权限管理及日志跟踪。

四、掌上医院系统

掌上医院是基于智能手机的微信、支付宝等 App 平台为基础的，为方便患者就医和医院管理而提供的一个新途径，主要服务群体包括医院、医生和患者等。因每个医院环境差异，必须根据医院实际情况来设计。掌上医院应给大众用户提供免费咨询医生、疾病症状自查等功能，同时实现手机支付、手机管理健康档案，真正把医院"搬"到手机上。掌上医院主要给医护用户提供患者管理、病历查询等功能，同时支持患者寻医问诊、预约挂号、购买医药产品及查询专业信息等服务。[①]

（一）掌上医院系统总体要求与架构

基于安卓和 IOS 等移动终端系统开发的掌上医院应用，根据医院的实际情况、业务需求和信息架构而定制的医院专属系统。通过手机 App，医院不但可以做形象宣传，把医院的专科简介、医生排班等信息推送给患者，而且还可以把患者的检查、病历等结果随时随地推送给患者，效果要直观，更容易吸引患者。要建立随访功能，对于慢性病患者，出院后要定期对其进行随访，了解患者病情变化，并对患者康复进行指导。要向医护人员提供辅助诊疗信息，并且数据要记录到数据库，长时间的积累可以得到海量的数据，通过对海量数据的挖掘，获取对医生、患者等有价值的信息。手机 App 应实现在诊前、诊中和诊后为患者提供服务，主要功能包括：①诊前可以方便地进行医院导航、医院介绍等查询服务及手机预约服务、分时段预约等；②诊中进行叫号查询、导诊服务及在线支付、报告查询，以及记录就诊信息、检查信息、用药信息，建立健康档案等；③诊后支持查询患者的健康档案，查询检查检验报告，同时还应有在线咨询功能等。手机 App 帮助患者就医环节，能及时准确地获取医院各类医疗服务信息，从而改善患者的就医体验，能提高医院的医疗服务满意度，增加医疗服务附加值。

掌上系统需要自助服务平台互联互通，实现医院内网和外网的信息安全交互。通过手机 App 实施，建设集成化、人性化和智能化系统。首先，

掌上医院系统由众多分、子模块系统联合组建而成，所有分、子模块系统必须有机集成，不能出现信息孤岛现象。其次，遵循自助平台接入原则，以自助平台为中心作为第三方接入业务系统开展，涉及医疗服务的各个流程。再次，基于移动互联网技术，整合医院医疗资源，实时信息交互延伸医院医疗服务。最后，还要方便管理部门日常运行和售后维护、升级等需要。掌上医院系统的总体架构图如图5-5所示。

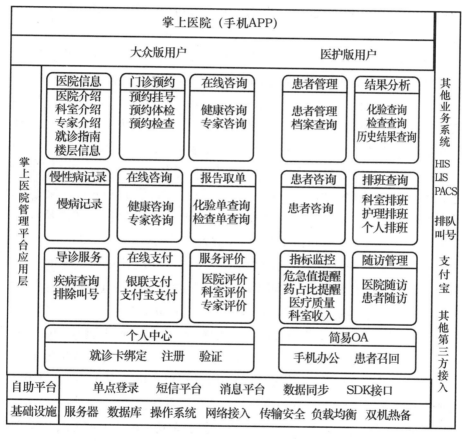

图5-5 掌上医院系统总体架构图

（二）大众版掌上医院系统的主要功能

大众版掌上医院系统的功能大致可分为以下几个部分：

（1）医院信息。医院宣传模式比较单一，通过与App结合，医院信息查询模块应与医院自助平台对接，患者通过手机 App 终端动态获取医院信息，基于移动互联网技术、整合医疗资源，是自助服务的延伸和补充，拓展了服务空间。医院 App 作为自助平台拓展的业务系统，应根据接口标准规范获取数据，依托于自助平台数据实现查询功能。医院信息查询主要功能有医院信息、科室信息、专家信息、就诊指南和楼层信息等的查询服务，这五个基本信息查询服务也是必须具备的功能，分别介绍科室特色、专家排班等，向患者提供医院的详细情况。患者通过手机终端可以获取医院最新信息，为就医提供准确的信息。

（2）门诊预约。门诊预约模块包括预约挂号和预约检查服务等，可以让患者直接通过手机 App 客户端进行门诊预约申请操作，做到不出家门、不用排队就可轻松预约。患者提前安排就医计划，减少候诊时间，也有利于医院提升管理水平，提高工作效率和医疗质量，降低医疗安全风险。鉴于医院已开通了门诊预约服务，建立手机 App 渠道接入医院自助服务平台，实现同步对接。预约挂号不仅承继了网上预约挂号系统的所有功能，还可以自主选择预约的门诊科室和医生。针对挂号难的问题，手机 App 可开通专家预约和普通号分时段预约，还能选择对应的专家坐诊时间，同时还能看到专家已预约数量。预约检查承继了院内 PACS 检查预约功能，支持对 CT、MIR 和 B 超门诊预约申请，实现同步对接，患者通过手机 App 可以根据医生开立的申请单，自主选择预约日期和时间段，同时还应对检查项目注意事项推送提醒信息，预约成功应提供申请单的状态查询功能。

（3）报告单查询。报告单查询模块能解决门诊患者来回奔波取单的麻烦，可以在手机客户端直接查询报告单的状态和结果，检查和化验取报告单功能需要与自助平台进行对接，通过自助平台继承报告单查询和自助取单功能，实现手机 App 报告状态提醒和结果查询功能。主要功能是通过手机 App，对已经取得认证的患者提供查询功能，在取报告单功能模块上输入患者的检验或检查的申请单标识号，即使在家也能及时查取报告单。除此之外，根据检验值单参考值范围，还可以初步判断病情和治疗效果。

（4）在线咨询。在线咨询模块是解答患者在诊前、诊中和诊后疑问的自助服务，同时通过在线专家咨询为患者解答。在线服务功能主要包括健康咨询、在线专家功能。可以结合医院患者服务中心的服务顾问，患者通过"大众版"App 以文字方式提交，服务顾问需通过网络信息回复的方式提供在线问题解答与指导。同时在线专家，通过"医护版"App 建立患者和医生点对点交流，方便医患及时沟通。还可通过患者手机 App 发送的化验结果和文字沟通，以在线答疑方式向患者传递正确的医护知识，同时方便医生管理长期复诊患者。

（5）慢性病记录。对于慢性病患者，出院后还要定期对其进行随访，了解患者病情变化并对其进行指导。随访记录的数据应同步存储在对应系统的数据库，完善的慢性病记录数据通过长时间的积累，可以得到海量数据，通过对海量数据挖掘，获取对医生、患者等有价值的信息。除此之外，还应支持查看历史记录。

（6）费用查询。费用查询模块主要是为了方便患者对费用使用情况的查询，提高价格信息透明度。此功能应严格按照价格公示和收费标准进行，支持当日和历次就诊缴费明细查询，应按收费科目提供信息查询。查询内容主要包括历次就诊信息、项目名称、项目内容、计价单位、收费标准等。

（7）导诊服务。①疾病查询：人们常常会遇到这样的情况，知道自己某个部位不舒服，但是就是不知道该去哪个科室就诊。导诊功能不仅可以帮助患者，还可以根据录入信息提供医疗知识库，组织健康科普知识，为患者提供症状自查服务。通过人工或系统自动服务，推荐相应服务信息。②排队查询、排队提醒服务：主要是在候诊环节，为患者提供队列人数提醒服务。排队查询、排队提醒服务和医院内排队候诊系统必须实现信息同步对接，利用手机客户端提供候诊信息服务。排队查询，是指对当前门诊叫号顺序可以动态查看，查询已诊队列和候诊队列的人数，可以让患者清楚地看到，自己前面还有几人在候诊，可减少排队等候时间是指患者知道了候诊队列人数，极大优化了患者的时间选择与安排。排队提醒，患者从候诊队列进入待诊队列的提醒，通过推送信息提醒患者。

（8）提醒服务。提醒服务模块是结合 HIS 的门诊医嘱功能，可以在手机App 推送提醒信息，将医疗消息免费、即时推送给患者。主要提醒信息推送服务有预约提醒、候诊提醒、检查和检验科室位置提醒、用药提醒、治疗提醒等。如用药信息提醒是根据门诊医嘱的用药频次，自动提示用药和注意事项。

（9）在线支付。在线支付模块是结合银行快捷支付和支付宝的第三方支付服务，需要医院开通第三方支付服务功能，实现患者结算无须排队。自助平台实现了此功能后，手机 App 只需按照自助平台标准进行对接，实现在线支付功能，同时提供缴费明细查询服务。

（10）服务评价。服务评价模块能够在诊疗后请患者对服务人员的服务质量进行评价，促进企事业单位改进服务，提高患者满意度。评价内容可根据医院要求定制和修改，方便管理者对服务人员的服务质量进行统计。服务评价模块主要采集信息包括员工编号、满意度评价结果、客户评价时间、终端设备号、业务交易等。

（三）医护版掌上医院系统的主要功能

医护版掌上医院系统是服务院内医护工作者的模块，通过手机 App 与 HIS、LIS 和移动护理系统等，无缝对接承继，实现与医院信息系统互通，延伸医疗服务。主要功能包括患者管理、结果分析、患者咨询、危急值报告、排班查询、指标监控查询、随访管理、简易 OA 等。

（1）患者管理。患者管理模块目的是帮助医生管理好患者。医生可以跟患者互动，管理自己的门诊患者和住院患者。医生和患者通过移动 App 建立沟通平台，实现医生对患者咨询问答。患者足不出户，随时随地可以将自己的病情反馈给医生。主要功能包括增加患者名单、查看患者健康档案等。

（2）结果分析。结果分析模块应具有灵活查询功能，以满足不同的需求，针对不同角色设计。通过手机 App 终端可以协助医生对患者管理，查询患者在院内的健康档案，查询相关就诊的检查检验结果，查询历次结果并对比分析。查询结果主要包含申请日期、结果值、参考值等。

（3）患者咨询。患者咨询模块是医护人员解答患者的各种问题。患者通过 App 向医护人员咨询，医护人员在线解答，向患者传递正确的医护知识。

（4）危急值报告。危急值报告在手机 App 是消息接收终端，对患者的主治医师推送预警信息。LIS 对采集的检验数据作出系统筛选，把可能出现差错的数据及时提醒检验技师，方便检验技师对数据进行复核或复检。

（5）排班查询。排班查询模块利用手机 App 进行排班查询，不限时间、不限地点，方便医护人员查看本人值班表。主要查询内容是周排班和日排班，支持查询医生排班、护理排班、本人排班、科室排班等。

（6）指标监控查询。可以随时随地关注科室的一些硬性指标，如护士长关注科室的床位、一级护理等，医生关注自己的工作量、用药是否超标等，院领导关注全院的药占比、医疗质量、收入等。让院内工作人员随时随地约束自己的行为，给自己的日常工作提供重要的数据指标。

（7）随访管理。方便医护、院内工作人员对患者进行随访，患者可以根据情况进行互动，也可以针对患者进行随访问题管理、收集整理。

（8）简易 OA。针对院内简易工作流程可以实现掌上办公。

（四）掌上医院微信公众平台

掌上医院还可以通过微信方式来实现，医院通过公布微信公众号使得患者不用到医院就可以访问医院相关医疗信息，并可以通过掌上医院实现远程预约挂号、查询报告、查询看诊结果。掌上医院的普及使患者就医减少排队次数，节省看病时间。在医院实名制就医的患者，只需在微信的公众号一栏搜索医院的微信公众号并添加关注，即可做建档、挂号、查询报告等操作。如准备就医时，患者可通过微信公众平台了解各科室每天的专家出诊情况，并可以按时段直接预约。在就诊过程中，通过"看诊记录"可以实时了解候诊状态，合理安排就医环节。如在看病过程中进行了各类检查或检验，可通过"报告查询"进行检查报告单和化验单结果查询，下次再来看病，即使一张单子都不带，也可以在线实时查询上次各项目检查结果。同时掌上医院还提供医院概况、科室介绍、医生介绍、医院新闻动态、健康知识宣教等信息。

相比于医院 App 软件的应用，微信公众平台的推广更加节约成本，在加强与用户互动方面的优势也更加突出。

第三节 远程医疗协作平台技术

远程医疗是计算机技术、通信技术、多媒体技术与医疗技术相结合的产物，是旨在提高诊断与医疗水平、减少医疗开支的一种全新的医疗服务模式。远程医疗是以计算机和网络通信为基础，实现对医学资料和远程视频、音频信息的传输、存储、查询、比较、共享。远程医疗通常包括远程诊断、专家会诊、远程监护、远程医疗服务、远程健康服务等几个主要部分，关键技术是协作平台的建设。

一、远程医疗发展概况

国外医疗信息化起步较早，从建设独立的医院信息系统到医疗信息的远程协作化，在医疗远程协作平台的研究、设计、实施等方面都有了长足的发展。早在 20 世纪 60 年代，美国就开始了医院信息系统的研究，其信息系统的建设始于军队医院信息系统的建设，已有几十年的发展历程。医院信息系统的发展成熟为远程医疗协作平台的建设提供了坚实的基础[①]。

国内关于远程医疗协作平台方面的研究发展较晚，从 20 世纪 80 年代开始逐步开展医院信息系统的研究和建设。经过一段时间的发展，医疗信息系统的建设有了较大的进步。各个医疗机构的医疗信息系统都是彼此独立的系统，医疗信息系统的共享和协同还处于研究和探索阶段，在构建和实施等方面尚处在起步阶段。

进入 21 世纪，随着国内医院信息系统的不断发展完善，一些省市先后建立了远程医疗协作平台，实现了医院间的患者信息共享，逐步向着区域性医疗信息协作平台发展。河南省首先在全国建立了农村合作医疗患者的转诊平台，实现了农村患者的电子转诊。郑州大学第一附属医院和省内的地市级、县级及新疆维吾尔自治区哈密市医院建立了远程医疗协作平台，实现了患者病历信息、影像信息、检验信息、医嘱信息的共享，提供了远程会诊、远程教育、远程诊断等服务。

2018 年，国家卫生健康委员会、国家中医药管理局联合发布《关于深入开展"互联网＋医疗健康"便民惠民活动的通知》，在就医诊疗服务更省心、结算支付服务更便利、患者用药服务更放心、公共卫生服务更精准、家庭医生服务更贴心、远程医疗服务全覆盖、健康信息服务更普及、应急救治服务更高效、政务共享服务更惠民、检查检验服务更简便 10 个方面上提出

---

① 关欣，刘兰茹，朱虹，等. 美国远程医疗对我国创新实践的启示 [J]. 中国卫生事业管理，2019（8）：565–568.

30条具体措施，旨在落实"互联网＋医疗健康"服务体系，为老百姓看病就医带来便利。

二、远程医疗协作平台的建设意义

远程医疗协作平台是以医疗信息数据为核心的数据共享开发平台，使用此平台可以实现远程诊断、远程会诊、远程医疗服务、远程教育等功能。远程医疗协作平台主要包括数据存储层、业务组件层、数据交互层、硬件网络基础设施层四个层次，还包括贯穿四个层次的标准规范体系和安全保障体系两大体系。建设远程医疗协作平台，逐步实现统一高效、资源整合、互联互通、信息共享的新型医疗服务模式是卫生医疗行业发展的重要趋势之一。

远程医疗协作平台的建设旨在提供多家医院之间信息和存储设备共享，可以避免重复建设，帮助资金短缺的医院加快信息化建设，提高医学信息的利用率与共享水平，促进就诊流程网络化，特别是通过远程专家会诊，如远程手术指导、远程会诊，使危重患者及时得到抢救，使边远地区的患者也能获得优质的医疗服务。[①] 具体而言，建设远程医疗协作平台的意义体现在以下几个方面：

第一，为患者赢得宝贵的抢救时间。远程医疗协作平台可以使参加会诊的专家对异地患者的医学图像和各种检查资料与异地医师进行初步诊断和交互式讨论，其目的是给远程医师提供诊断与医疗指导，帮助异地医师得出正确的诊断，用以减少疑难、危重患者的不必要检查及治疗，免除患者的往返奔波，为及时、准确的抢救与治疗赢得时间。

第二，为患者节省费用开支。通过远程医疗协作平台，偏远地区的患者在当地医院的会诊中心可以接受大中城市专家的诊治，使患者省去奔波之苦和一些不必要的支出。

第三，有效地节约卫生资源。远程医疗的实现也可使高水平的医学专家在疾病诊断、治疗等方面的经验得以推广应用，实现人才资源的共享，使更多的患者有机会接受高质量的医疗卫生服务，使高水平医学专家的技术更多地为社会服务，从而充分利用卫生资源。除此之外，远程教育的开展还可

---

① 翟运开. 远程医疗系统协同管理模式与策略研究 [J]. 中华医院管理杂志，2016，32(8)：604–607.

以减轻中小医院在人员继续教育上的经济负担。

第四，实现医院间的医疗信息共享。建设远程医疗协作平台，实现各医院之间患者的医疗信息资源共享，提高医疗信息的利用率与共享水平。

第五，促进中小型医院信息化建设。通过远程医疗协作平台，中小型医院能够利用大医院的医疗设备和优质医疗资源，促进了中小型医院的信息化建设。

三、远程医疗协作平台的发展方向

（1）医疗服务机构之间医疗服务协同化、网络化。通过远程医疗协作平台和基层医院信息化建设的不断推进，可以实现实时与中心医院医生共享患者资料、治疗方案，使得社区医院、县级医院可以通过网络向中心医院申请远程会诊，使基层医院和中心医院共同对患者实施诊断、治疗，有针对性地对具体病例进行会诊、讨论、交流和学习，快速提高基层医生诊断、治疗水平。难以治疗的患者则转诊到大医院，治疗后的恢复可以再转回基层医院，同时大医院随时可以获取患者资料，实时指导基层医生对患者的治疗。

（2）患者健康管理平台化。建立远程医疗协作平台，可以实现患者的健康管理，患者的院前健康档案、健康指标监测都可以通过远程协作平台完成，实现对患者的随访和指导。通过医院远程协作平台，实现对患者的院前院后的全程管理，极大地节省了医疗资源。

（3）构建"医疗云"信息共享服务体系。通过云计算、大数据、虚拟化等新技术，推动医疗信息的共享。具体包括：推动个人医疗信息共享，建立统一的数字医疗管理中心和标准化的电子病历，推动挂号、看病、缴费、取药、治疗数字化，实现跨区的病历信息共享和一体化诊断，降低医疗成本，推动医疗资源信息共享，通过构建统一的医疗资源信息共享系统，实现医疗资源的集中查询、统一调度和充分共享。

（4）远程医疗服务模式多样化。借助无线宽带和光纤宽带网络技术，大力推广移动终端设备，可以有效缓解医疗资源紧缺的压力，解决欠发达地区医疗设备落后、治疗水平低的问题。借助手机终端软件发展远程监护，以高速宽带网络为基础，患者可以在家就诊，医护人员可以随时了解患者的病情，对患者进行远程监护。发展远程诊断，搭建统一的远程医疗服务系统，可以实现疑难杂症的远程会诊，从而推动医疗资源的整合与共享。发展远程培训，通过移动通信网络，医疗工作者可以实现远程的医疗技术培训，从而有效提高偏远地区、农村地区的医疗工作水平。

（5）远程医疗平台的建设与医院现有信息系统相结合的趋势。远程医疗平台可实现患者信息的采集、传送和呈现，通过 HIS、EMRS、LIS、PACS 可以很方便地获取患者的病历数据和无损的影像数据、病理信息等，与此同时也可以通过上述系统方便地呈现其他医院提交的国际标准格式的病理和影像数据。因此，在 HIS、EMRS、LIS、PACS 的基础上实施的远程医疗平台能够减少重复性投资，降低建设和维护成本，更好地使用医疗机构的信息资源，提高远程医疗的技术含量。

四、远程医疗协作平台技术架构

（一）远程医疗协作平台总体架构

通常来讲，远程医疗协作平台总体架构主要包括五个层次、两大体系，即应用服务层、数据存储层、服务组件层、数据交互层、网络硬件层五个层次，，以及贯穿五个层次的标准规范体系和安全保障体系两大体系。其架构如图 5-6 [①] 所示。

---

① 冯天亮，尚文刚 . 医院信息系统实用教程 [M].北京：科学出版社，2014.

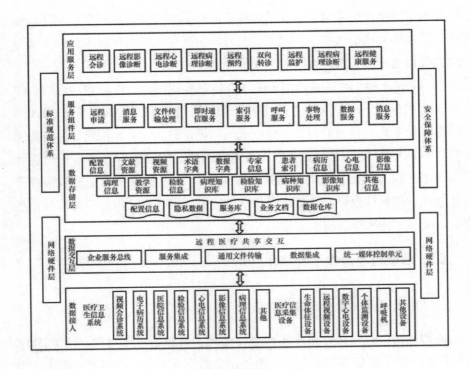

图5-6　远程医疗协作平台技术架构图

数据存储层主要是实现基于远程医疗协作平台的数据存储，需要解决数据存储的结构、模型、内容、数据库管理软件的选型等。数据交互层和服务组件层主要实现平台的数据采集、交互共享：数据交互层是直接与外部系统进行沟通的技术层，服务组件层是基于数据交互层根据数据结构设计各种业务服务组件来完成平台数据的采集、存储与共享。网络硬件层是指支撑平台的硬件设备和网络平台。标准规范体系是平台中必须遵循和管理的数据标准，是平台运行和应用的数据基础。安全保障体系是从物理安全到应用安全，保障整个平台的正常运营。

（二）远程医疗协作平台网络硬件层

远程医疗协作平台的网络硬件层由内、外两大网络部分组成。外部网对外收集和提供信息，内部网进行信息管理和系统开发，内网和外网之间使用防火墙分隔。外部对内部网络的访问需要通过地址映射、身份查询等一系列安全检查机制才能进行，访问策略的制定可根据具体情况随机配置。

内部网络可依据功能、性质划分成若干子网，子网间的访问也必须是受控的。外部网络的安全性主要依靠"虚拟专用网"的功能和路由器上的访问控制来保障。运维管理应具备监视和控制的手段，避免网络拥塞和信息流的非必要的重复性传输。整个平台应采用先进的网络管理和网络安全措施与策略，网络管理及安全策略应从系统管理的角度出发，实现网络、应用系统、数据库与主机系统及安全防护措施和策略的一体化管理，可以选择适当的防火墙和数据加密技术。

（三）远程医疗协作平台数据存储层

远程医疗资源数据存储要对医院间的医疗数字资源进行统一的管理和规划，需要建立数据交互标准与共享数据标准，以及相应的维护标准和标准实施机制，旨在使不同医院的数字医疗资源实现数据共享，远程医疗资源数据中心是整个协作平台建设的核心部分。

远程医疗协作平台的数据存储层包括结构化数据、非结构化（文档、音视频资料）数据、结构化文档数据、应用服务资源等。主要用于：①支撑跨区域远程医疗工作开展的管理协调。②支撑跨区域远程医疗工作开展的效能建设。③辅助决策开展数据统计分析服务。④为国家级远程医疗服务与资源监管中心和各省级远程医疗服务与资源监管中心，以及各省级远程医疗服务与资源监管中心之间的互联互通提供信息服务。

患者病历信息库是远程协作平台数据存储的重点建设内容。患者病历的数据格式转换应当集中开发，统一部署。应充分考虑与多级卫生信息平台的衔接，遵循相关数据规范与标准，不断补充、完善患者的病历信息。

（四）远程医疗协作平台数据交互层

医疗机构之间的信息系统数据交互主要体现在对医疗机构内部信息系统业务数据的采集、整合及医疗机构内部信息系统之间业务联动等方面。内部信息系统业务数据分布于不同医疗卫生机构的不同信息系统之中，因此，数据采集和整合须建立在远程协作平台基础上的覆盖相关医疗机构数据交互层，以提供对原有业务数据的采集服务和整合服务，并为机构之间及业务系统之间的联动提供支持。

企业服务总成（ESB）是整个协作平台实现信息共享的技术核心，ESB 提供了一种开放的、基于标准的消息机制，通过简单的标准适配器和接口，来完成粗粒度应用（服务）和其他组件之间的互操作，能够满足大型异构医院环境的集成需求，可以在不改变现有基础结构的情况下让几代技术实现互操作。

通过使用 ESB，可以在几乎不更改代码的情况下，以一种无缝的非侵入方式使医疗机构间已有的系统具有全新的服务接口，并能够在部署环境中支持任何标准。更重要的是，充当"缓冲器"的 ESB（负责在诸多服务之间转换业务逻辑和数据格式）与服务逻辑相分离，从而使得不同的应用程序可以同时使用同一服务。

建设远程医疗协作平台的目的是把不同地域各级医疗机构的信息资源按照统一的标准整合起来加以利用。通过远程医疗协作平台的数据交互层，在区域层面实现跨领域、跨系统的数据资源整合，进而实现业务数据中心的共建共用，满足"统一高效、资源共享"的卫生信息化建设总体要求。

(五) 远程医疗协作平台服务组件层

远程医疗协作平台服务组件层所提供的服务包括注册服务、远程服务、存储服务和电子病历档案服务，用于通过远程医疗数据传输对象与远程医疗业务逻辑层直接进行交互，集中了系统的业务逻辑的处理。服务间的消息交换和消息传输贯穿各个服务层，服务间的消息交换需要基于通用的交换标准和行业的交换标准。

(六) 远程医疗协作平台应用服务层

应用服务层通过统一的远程医疗服务门户访问，可实现远程会诊、远程影像诊断、远程心电诊断、远程监护、双向转诊等远程医疗服务，各应用可实现"即插即用"。

(七) 远程医疗协作平台安全保障体系

远程医疗协作平台的可靠安全的运行不仅关系到整个应用系统的正常

运转，还关系到与之相关业务的医疗机构的正常运转。因此，整个平台的网络设备、核心交换设备，服务器群组、相关应用系统等部分应具有极高的可靠性，同时应保护医疗机构和患者的隐私，维护多方的合法权益；数据的存储交互应具备良好的安全策略、安全手段、安全环境及安全管理措施。贯穿整个平台的安全保障体系要实现"非法用户进不来、无权用户看不到、重要内容改不了、数据操作赖不掉"的目的。

（八）远程医疗协作平台标准规范体系

远程医疗协作平台的标准规范由一系列的规范、机制、制度组成。标准规范体系包含数据标准规范、技术标准规范、管理标准规范、业务标准规范四个部分。通过技术标准规范支持医院、业务系统和远程协作平台之间的数据级和应用级整合，并提高业务系统之间的应用集成、互联互通的能力。标准管理、安全管理、数据管理、项目管理，用于指导信息平台日常运行管理、数据维护管理。独立业务标准由业务部门制定，关联业务标准由信息平台统筹，协调各业务机构联合制定。数据标准包括业务数据采集标准、病历档案标准、统计数据标准、共享数据标准、交互数据标准。

远程医疗协作平台是各个业务机构的基础平台，主要为各应用软件提供接口服务，提供统一的标准。因此，要针对不同机构的不同业务，制定统一的应用服务接口标准体系。标准体系是数据交互的保证，所有接入该平台的应用软件系统，都必须遵循这个统一的接口标准。同时建立标准管理制度，保证标准持续性的优化升级与完善。

第四节　远程医疗协作平台建设

一、远程医疗协作平台网络硬件建设

（一）远程医疗协作平台网络建设原则

稳定、可靠的网络支撑平台是远程医疗业务开展的必要保证。远程医疗业务开展过程中具有参与会诊医院分布范围广、数据传输量大、交换频繁、呈现效果要求高、网络承载压力大等特点。因此，远程医疗信息系统在网络设计构建中，要采用以下建网原则：

（1）高可靠性。网络系统的稳定可靠是应用系统正常运行的关键，在网络设计中应选用已具规模并商用的高可靠性网络产品，合理设计网络架构，制定可靠的网络备份策略，保证网络具有故障自愈的能力，最大限度支持系统的正常运行。

（2）标准开放性。支持国际上通用标准的网络协议（如 TCP/IP）、国际标准的大型的动态路由协议（如 BGP、ISIS）等开放协议，支持国产知识产权的视联网协议，有利于保证与其他网络之间的平滑联接互通，以及将来网络的扩展。

（3）安全性。通过设备机制及组网方案提高网络整体的安全性，对于所承载的各种增值类业务，要能提供类似于传统专线一样的安全性。

（4）灵活性及可扩展性。根据未来业务的增长和变化，网络可以平滑地扩充和升级，最大限度地减少对网络架构和现有设备的调整。

（5）可管理性。对网络实行集中监测、分权管理，并统一分配带宽资源。选用先进的网络管理平台，具有对设备、端口等的管理，流量统计分析，以及可提供故障自动报警的功能。

（二）远程医疗协作平台网络接入方式

远程医疗协作平台的首要功能是可以将分布在不同地理位置的医院通过网络接入协作平台专网，实现医院与平台的联通。就技术而言，入网方式主要分有线入网和无线入网：有线入网包括铜线入网、光纤入网和混合光纤入网方式；无线入网包括固定无线入网和移动无线入网方式。可采用专线、MPLS VPN、Internet、4G/5G 等多种手段接入远程协作平台，出于对患者信息的保密及医院安全的考虑，平台网络系统要求较高的安全保密性，可以利用虚拟专用网（virtual private network，VPN）技术构建一个达到更高安全级别的平台网络。

（三）远程医疗协作平台构成设备

远程医疗系统的网络平台主要由路由器、防火墙、核心交换机和接入交换机构成，其具体用途见表5-1[①]。

表5-1　网络平台设备用途表

设　备	说　明	用　途
路由器	传统路由器工作于OSI七层协议的第三层，其主要任务是接收来自一个网络接口的数据包，根据其中已含的目的地址，决定转发下一个目的地址	采用企业广域网核心路由器，分布式多级交换架构，分布式的硬件转发和无阻塞交换技术；交换容量大于1 Tbps，转发性能至少500 Mpps；业务线路板槽位不少于3个，主控板槽位不少于2个；支持L2VPN、L3VPN、组播、组播VPN、QoS等，实现业务的可靠承载；支持IPv6
防火墙	防火墙是设置在不同网络或网络安全域之间的一系列部件的组合。它通过监测、限制、更改跨越防火墙的数据流，尽可能地对外部屏蔽网络内部的信息、结构和运行状况，以此来实现对网络的安全保护	支持以应用、内容、时间、用户、威胁、位置为核心的全局感知能力；支持网络应用协议识别、识别粒度细化到具体动作；支持应用识别与病毒扫描结合；支持攻击检测和防御，可实现反垃圾邮件功能，在线检测，防范钓鱼邮件，DDoS攻击防护；支持IPv6的路由特性
核心交换机	核心交换机具有网管功能，有着较大的吞吐量，采用模块化结构，拥有相当数量的插槽，可以根据需要选择不同数量、不同速率和不同接口类型的模块	可采用CLOS交换架构和工业级的可靠性；交换容量大于30 Tbps，包转发率不小于4000 Mpps，业务槽位不少于4个；支持CSS、TRILL、Netstream、sFlow；支持组播、MPLS，以及多种路由保护协议（如LACP、STP/RSTP/MSTP、DLDP、VRRP等）
接入交换机	网络中直接面向用户连接或访问网络的部分称为接入层，接入层的目的是允许终端用户连接到网络，因此接入层交换机具有低成本和高端口密度特性	整机交换容量不小于300 G，包转发率至少100 Mpps；支持虚拟化，支持TRILL，支持虚拟机感知；支持Netstream、sFlow等流量分析功能

---

① 本节图表均引自王韬.医院信息化建设[M].北京：电子工业出版社，2017.

二、远程医疗协作平台安全体系建设

安全建设是远程医疗协作平台建设的重要内容，直接影响远程医疗系统的应用和发展，为了有效地实现远程医疗信息的安全性，更好地发挥远程医疗服务的作用，可通过相关技术和管理手段达到信息安全保障的目的，保障远程医疗协作平台的安全。

根据国家卫生健康委员会关于印发《卫生行业信息安全等级保护工作的指导意见》《信息安全技术信息系统等级保护基本要求》和《基于电子病历的医院信息平台建设技术解决方案》中的安全保障，为满足应用安全、数据安全、网络安全、物理安全四个方面的基本技术要求进行技术体系建设。为满足安全管理制度、安全管理机构、人员安全管理、系统建设管理、系统运维管理五个方面基本管理要求进行管理体系建设，如图5-7所示。

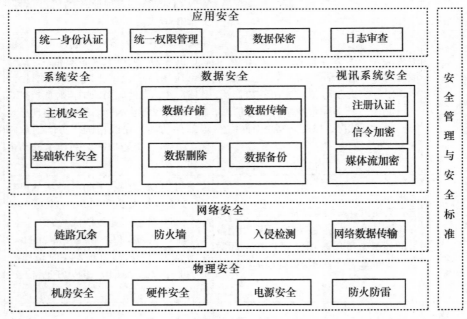

图5-7 远程医疗协作平台安全体系架构图

(一) 远程医疗协作平台应用安全建设

远程医疗协作平台业务应用层面的安全主要包括身份鉴别、访问控制、应用系统审计。为提高应用层的安全性，应用系统需要进行一系列的加固措施。

（1）身份鉴别：①对登录用户进行身份标识和鉴别，且保证用户名的唯一性。②根据基本要求配置用户名和口令，必须具备一定的复杂度。③启用登录失败处理功能，登录失败后采取结束会话、限制非法登录次数和自动退出等措施。④对于信息中心，要求对用户进行两种或两种以上组合的鉴别技术，可采用双因素认证（USB key 和密码）或者构建 PKI 体系，采用 CA 证书的方式进行身份鉴别。

（2）访问控制：①远程医疗协作平台的应用层应该具有访问控制功能，包括用户登录访问控制、角色权限控制、目录级安全控制、文件属性安全控制等。②定期进行完全备份，软件修改及时备份，并做好相应的记录文档。③及时了解软件厂家公布的软件漏洞并进行更新修正。④软件开发应有完整的技术文档，源代码应有详尽的注释。

（3）应用系统审计：应用系统同样提出应用审计的要求，即对应用系统的使用行为进行审计。重点审计应用层信息，和业务系统的运转流程息息相关，能够为安全事件提供足够的信息，与身份认证和访问控制联系紧密，为相关事件提供审计记录。

（二）远程医疗协作平台系统安全建设

远程医疗协作平台的系统安全包括主机安全和基础软件安全。

远程医疗协作平台的主机安全包括灾备能力、身份鉴别、访问控制、系统审计、入侵防范、恶意代码防范、资源合理控制、剩余信息保护等方面，其中身份鉴别、访问控制和系统审计的安全防范与业务应用层类似。

远程医疗协作平台的基础软件安全主要包括：①操作系统加固：应对远程医疗协作平台的计算节点、存储节点、管理节点及应用组件（如虚拟桌面应用组件）等，在安装部署时进行安全加固操作。②数据库加固：对使用的数据库采用一系列加固策略，保障数据库的安全可靠。③安全补丁：定期为系统安装安全补丁，修补漏洞。管理节点可以部署补丁服务器，实现自动安装安全补丁。

(三) 远程医疗协作平台网络安全建设

远程医疗协作平台网络安全主要包括网络结构、网络隔离、网络接入、入侵检测与防御、网络传输和网络安全审计等。

(1) 网络结构。网络结构的安全是网络安全的前提和基础，对于单片微型计算机（MCU）选用主要网络设备时需要考虑业务处理能力的高峰数据流量，要考虑冗余空间满足业务高峰期需要。网络各个部分的带宽要保证接入网络和核心网络满足业务高峰期需要。按照业务系统服务的重要次序定义带宽分配的优先级，在网络拥堵时优先保障重要主机。合理规划路由，在业务终端与业务服务器之间建立安全路径。绘制与当前运行情况相符的网络拓扑结构图，根据各部门的工作职能、重要性和所涉及信息的重要程度等因素，划分不同的网段或 VLAN。保存有重要业务系统及数据的重要网段不能直接与外部系统连接，需要和其他网段隔离，单独划分区域。各类网络设备，包括路由器、交换机、MCU 等设备应具有电信入网证。网络关键设备，如核心交换、防火墙、应用服务器、安全接入设备、数据库服务等需要采用双机热备技术，使整个网络业务处理能力具备冗余空间。

(2) 网络隔离。通过网络分区，明确不同网络区域之间的安全关系，在不同中心之间数据共享关口设置安全设备，保障网络的高扩展性、可管理性和弹性，达到一定程度的安全性。可用防火墙隔离各安全区域实现阻断网络中的异常流量、应用系统间访问控制功能。

(3) 网络接入。远程医疗协作平台数据中心的出口可以部署 Anti-DDoS 进行安全防护，对于进入 IDC 的流量采用实时检测和清洗的方式，能够有效防御针对 Web、视频等远程医疗业务系统的应用 DDoS 攻击。

(4) 入侵检测与防御。可将 IPS 串接在防火墙后面、核心服务器区的前面，在防火墙进行访问控制、保证了访问的合法性之后，IPS 动态地进行入侵行为的保护，对访问状态进行检测，对通信协议和应用协议进行检测，对内容进行深度的检测，阻断来自内部的数据攻击和垃圾数据流的泛滥。

(5) 网络传输。偏远地区或县级医疗机构通过互联网接入远程协作平台的数据中心，对传递数据的私密性有很高的要求，需要保证这些关键数据在传输过程中不被监听或者篡改。数据传输可以采用 IPSec VPN/SSL VPN 加密技术传输，网络传输应支持保密算法来保证远端医疗机构或移动终端的可信接入。为提高业务可靠性，安全接入网关应支持双机热备。

（6）网络安全审计。网络安全审计主要用于监视并记录网络中的各类操作，侦察系统中存在的现有和潜在的威胁，实时地综合分析出网络中发生的安全事件，包括各种外部事件和内部事件。部署网络行为监控与审计系统，形成对全网网络数据的流量监测并进行相应安全审计，同时和其他网络安全设备共同为集中安全管理提供监控数据，以用于分析及检测。

（四）远程医疗协作平台物理安全建设

数据中心是远程医疗服务中心的关键节点，是远程协作平台运行的基础，因此必须保证物理环境的安全，主要包括：①信息基础设备应安置在专用的机房，具有良好的电磁兼容工作环境，包括防磁、防尘、防水、防火、防静电、防雷保护，抑制和防止电磁泄漏。②机房环境应达到国家相关标准。③关键设备应有冗余后备系统。④具有足够容量的 UPS 后备电源，电源要有良好的接地。

三、远程医疗协作平台的部署模式

根据卫生信息化建设要求，远程医疗协作平台可采用的部署模式包括集中式和分布式两种。在系统设计与建设实施中，可视实际情况采用这两种模式，充分发挥其优势和避免其缺点。

（一）集中式部署模式

集中式部署模式是指将数据资源软件系统和硬件设备等在地理位置上集中存储和安装的模式。远程医疗协作平台如果采用集中模式，其软件系统和相应的服务器设备等集中安装在一家省级三甲医院，地市、县、社区各级医疗机构建立终端站点服务设备，采用云服务技术，通过互联网、专线等与省级医院互联互通，进行远程医疗服务。

集中式部署的优点：①远程医疗信息资源集中存储在一家省级医院，统一管理及维护方便。②数据实时性高，一旦存储数据，就已经存储到省部级医院服务器中。③系统建设一次性投入。

集中式部署的缺点：①随着新的远程医疗业务的发展，使用系统的用户将越来越多，如果系统要适应省、市（县）、乡镇等用户不同的功能需求，那么集中式部署系统的复杂程度将迅速增加，统一管理及维护系统的难度也将越来越大。②系统比较脆弱，一旦省级医院服务器出现故障，将导致整个系统停止工作，远程医疗服务工作全部陷入瘫痪。③系统对网络要求很高，要求省级医院服务器的出口网络带宽能满足所有用户集中访问网络的吞吐量。

（二）分布式部署模式

分布式部署模式是指结合实际情况在不同省部级三甲医院、市（县）医院分散存储和安装数据资源软件系统和硬件设备，然后利用计算机网络把这些分布在各地的数据资源软件系统和硬件设备联系到一起，实现互相通信和数据交换共享。各级用户的数据首先存储到本级系统中，然后通过行业专网交换到上级系统，最终完成数据交换。各医疗机构原有许多应用系统，功能完善，此时可采用分布式模式，在保留原有应用系统不变的前提下实现资源整合。

分布式部署的优点：①可根据不同层级的业务需求配置不同的软件系统和硬件环境。②系统扩展方便，某个医院系统的修改完善不会影响其他医院的系统工作。③全部的系统建设可以采取逐步扩展的建设方式，逐步推进。④系统的健壮性好，假如某个医院的系统出现故障，一般不会导致全部系统的瘫痪。

分布式部署的缺点：①由于数据资源分散存储在各级系统中，管理维护工作量很大，这就要求必须有统一的系统开发维护和管理的标准规范，否则难以整合，容易出现信息孤岛。②数据实时性低，数据需要从下级服务器交换到上级服务器中。③系统分散建设，难以一次性建成功。

四、远程医疗协作平台应用系统建设

远程医疗协作平台应用系统主要包括远程会诊、远程监护、远程医疗服务和远程健康服务等功能。

（一）远程会诊系统

远程会诊系统是参加会诊的专家通过网络对患者的医学图像和初步诊断结果进行讨论，其目的是给远地医生提供参考意见，帮助远地医生得出正确的诊断结果。参与远程会诊系统的专家和患者可以不在同一地理位置，即患者的诊断不再局限于某一个医院的专家。远程会诊系统可分为远程综合会诊和远程专科会诊，其中远程专科会诊包括远程影像诊断、远程心电诊断和远程病理诊断[①]。远程会诊系统主要的功能模块如下：

（1）预约管理模块。预约管理模块主要包括患者的病历信息、检查信息、经过检查后相关的诊断结论、患者的治疗信息等的录入。填写预约申请单上的相关内容，选择会诊专家及会诊时间。主要实现对患者的在线预约申请、预约接收、预约审核和预约安排等功能。

（2）远程会诊管理模块。针对患者的预约单安排会诊模式，可根据会诊专家和会诊时间安排会诊室，通知患者和专家按时参加会诊。远程会诊管理模块包括远程综合会诊和远程专科会诊，远程专科会诊包括：①远程影像诊断。可支持从标准 DICOM 3.0 接口的影像设备或 PACS 获取患者的影像资料，并进行存储、再现及相应的后处理操作。可建立基于 DICOM 3.0 协议、B/S 架构、Web 浏览方式的远程影像会诊系统，支持影像资料的后处理、关键图标注、保存，支持影像会诊报告的书写、发布，支持报告模板功能。支持远程影像会诊过程中多方进行医学影像（含静态和动态）的实时交互式操作。支持远程会诊专家在任意位置通过互联网安全认证后，进行远程影像会诊。②远程心电诊断。支持从数字心电图机采集心电图信息，并进行无损的数据传输、存储和再现，把基层医院的静态心电图数据传送给上级医院会诊专家。支持专家对心电图的判读、打印，支持报告的书写、发布。③远程病理诊断。采用病理切片数字化扫描技术，将病理切片转换成由完整数字图像组成的虚拟数字切片。支持对虚拟数字切片进行缩放操作，支持对关键位置的标记、保存，支持病理图文报告的书写、发布。

（3）专家管理模块。患者登录系统后可以查看所需专家的基本信息，管

---

① 王雅洁，徐伟，杜雯雯，等．我国远程医疗核心问题研究 [J]. 卫生经济研究，2020，37（02）：66-68.

理员可以对专家信息进行维护。

（4）会诊辅助管理模块。会诊辅助管理模块具有会诊历史记录、对会诊内容的统计查询、患者病情的追踪、发布会诊相关公告、传送相关文件、专家评价等功能。

（二）远程监护系统

远程监护系统是通过通信网络将远端的生理信息和医学信号传送到监护中心进行分析，实时检测人体生理参数，视频监控被监护对象的身体状况，通过数据自动采集、实时分析监护对象的健康状况，若出现异常情况向医疗中心报警以获得及时救助。远程监护系统的工作环节主要分为以下三步：

（1）生理参数收集。①生理参数的采集：信息采集可自动完成，间隔采样。采集的信息主要是人的生理参数，如人体体温、血压、心跳、脉搏等。信息的采集频率是可控的，可在一定范围内进行调整。②生理参数的传送：采集到的生理参数可通过网络及时被传送到监护的目的地。

（2）远程监控。①生理参数输入检测：对生理参数的内容进行初步检测，如果生理参数值超出人体可能范围，这说明该生理参数是错误的，不应该录入数据库。生理参数进入数据库之前，需要进行初步检测，判断该生理参数是否有效。需要保持生理参数的时间一致性，即后到达的生理参数，其时间应该晚于先到达的时间。②生理参数评估：系统可提供相应的生理参数指标，给出相应的评估算法，结合生理参数指标对生理参数值进行评估，判断该生理参数是否在正常范围内。③警告反馈：在监控中心对生理参数进行检测和评估后，如果生理参数出现异常，应该生成警告，告诉远端医生该生理参数不符合指标。④生理参数监护：在生理参数监护平台可以看到反映监护中患者的生理参数图像，该图像可以随着生理参数值的变化而变化，能够实时反映当前生理参数情况。⑤远程控制：监护中心可以对客户端进行控制，便于进行远程指挥。

（3）信息管理。①患者管理：对患者的信息进行管理。②设备管理：对每个设备的基本信息进行登记，对设备的使用情况进行备案。③指标管理：在系统中设置了相应的生理参数指标，如果发现指标有误差，需要修正，管理员可以对这些生理参数指标进行修改。如果系统增加了生理参数的监控，管理员可以增加相应的生理参数指标数据。

(三) 远程医疗服务系统

远程医疗服务系统是以远程门诊、双向转诊、远程查房为主要内容，突破时间和空间的限制，提升医疗机构的服务水平和服务质量。

远程门诊是指患者通过网络或到当地社区卫生服务机构预约上级医院的专家，根据在网络或社区卫生服务机构公布的远程专家排班表选择专家；按照预约时间，患者到家庭附近的县级医院或社区卫生服务机构的远程门诊室，在本地医生的陪同下，通过远程门诊系统，得到上级专家的诊治；门诊结束后，患者在当地县级医院或社区卫生服务机构按专家的医嘱用药和检查，也可以通过远程医疗的其他系统实现医疗服务。

远程门诊的应用使得患者不用长途跋涉到大医院就诊，客观上降低了患者医药费用和外出就医额外生活费用等支出，减轻了就医负担；也使得患者到基层社区卫生服务机构和县级医院的就诊积极性和主动性得以提升，使远程医疗系统的优势得以发挥，让广大患者切实享受到信息技术大发展带来的便捷、经济、安全、有效的医疗服务。同时，优质医疗资源和先进的医疗技术向基层医疗机构延伸，让老百姓享受到"等待在家里，看病在社区，专家在眼前"的优质医疗服务，更好地发挥远程门诊在整个远程医疗系统中的作用。

双向转诊制度是根据病情和健康的需要进行的转院诊治过程。广义的双向转诊包括上下级医院之间的纵向相互转诊；社区卫生服务机构与一、二级医院的小循环互相转诊；一、二、三级医院之间的大循环相互转诊；社区卫生服务机构向上级医院、上级医院向社区卫生服务机构的相互转诊；综合医院与专科医院之间的横向互相转诊。

双向转诊在利用基层医疗机构的卫生服务满足患者较高医疗需求的同时，还能充分发挥大型医院、专科医院的技术中心作用，集中力量攻克疑难病例，从而取得患者的诊治需求与卫生服务机构能力之间的平衡。

随着计算机网络技术、信息技术的快速发展，以及远程医疗的逐步完善，通过远程医疗信息传递和视频技术的应用，上级专家对县级及基层医院的患者进行远程查房得以实现。远程查房一方面实现对患者病情的准确把握和针对性治疗,另一方面通过查房过程实现对下级医护人员的实地培训。

(四)远程健康服务系统

远程健康服务系统包括日常医疗管理模块、在线健康咨询模块及用于健康监护和健康评价的健康卫士模块,使社区患者在家中就可得到智能化的健康监护和综合化的健康管理等服务。医生可以不受时间、空间的限制,为普通患者提供健康监护、慢性病跟踪、在线解答、健康建议和健康管理等服务,使监看指导的信息更加快捷、方便,使健康服务具有智能化、个性化、人性化和综合化的特点[①]。远程健康服务的主要功能模块具体如下:

(1)常用功能。①药品管理提醒:对需要进行用药的患者进行定时提醒。②健康监测提醒:对需要监测的生理参数进行监测提醒。③信息浏览:对公告及健康知识等进行浏览。

(2)在线咨询。①咨询在线医生:患者对关于自己的健康状况或医学问题向在线医生进行咨询。②患者交流:患者与其他在线患者进行交流。③健康建议:医生根据患者的日常健康记录和目前症状,给出健康建议。④查看建议:患者可查看医生所给的健康建议,同时也可以查看自身以往的健康情况。⑤问题解答:在线医生回答患者的健康咨询。

(3)健康卫士。①生理参数检测:通过传感器将监测患者的心电、血压、呼吸、脉率、血氧、心率、体温、睡眠、血流速、血管张力、血糖等生理指标上传至计算机,经过 Internet 将数据传输至服务器,同时应当设定相应环境参数(如温度、气压)和行为参数(例如睡眠状态下、轻度运动状态下)的各项生理指标。②健康档案记录:记录患者的日常生活习惯及健康状况,便于对疾病的跟踪。③健康评价:根据患者的生理参数检测结果和健康档案等信息进行智能化健康评价。

(4)数据管理和系统维护。对患者和医生的基本信息进行维护,对患者的健康档案进行管理。

(5)系统维护。对公告、健康常识等信息进行发布及维护,对后台服务器进行维护。

---

① 金美伶,万雷,宁伟东,等.远程医疗服务质量的提升研究[J].中国市场,2020(12):64–104.

第六章

面向互联网医院的信息体系安全建设与运维管理实践

在卫生行业的数字化应用不断普及与深入的今天，卫生行业对信息系统的稳定性、安全性的要求越来越高，国内的各卫生机构都认识到了信息系统故障对自身业务的巨大影响。维护卫生行业信息系统的安全运行，建立健全完善的信息安全管理体系，是我国卫生行业信息化发展的重要保障。本章重点研究医院信息系统安全体系内涵、医院信息安全管理与技术体系建设、医院信息系统运维标准与规划、医院信息系统运维体系建设与故障处理。

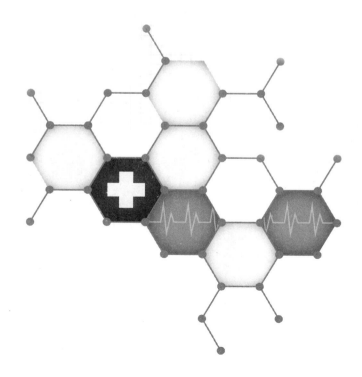

第一节 医院信息系统安全体系的内涵

一、医院信息系统安全规划

我国医院信息化建设进程不断加速，医院信息化在提高服务水平、促进业务创新、提升核心竞争力等方面发挥着越来越重要的作用，信息系统已成为推动医院发展的重要力量。随着医院信息化工作的推进，医院使用信息系统开展工作的比例越来越大，信息系统安全问题日趋严重，信息系统安全问题也逐渐成为影响业务运行、制约业务发展的重要因素之一。医院信息化的发展将面临信息安全方面的严峻考验。对信息系统安全进行全面的规划以适应形势发展成为人们共同关注的一个保证信息安全的重要环节。

(一) 医院信息系统安全规划的目标

医院信息系统安全规划是一个涉及管理、法规和技术等多方面的综合工程。信息系统安全是物理安全、网络安全、数据安全、信息内容安全、信息基础设备安全与公共信息安全的总和，它的最终目的是确保信息的保密性、完整性和可用性。信息系统主体包括医院、用户、社会和国家对于信息资源的控制。

医院信息系统安全规划是以医院信息化战略规划为指导，以医院的信息资源规划为基础，全面完整地规划信息系统应用和相关信息架构，确定信息系统的安全框架、管理模式与建设步骤。医院在信息系统安全规划的指导下建设的信息系统，才可以在信息安全机制的控制与制约下，让各种应用系统和数据都受到保护。信息系统安全规划，不应该只是规划未来几个月，而要规划未来几年，如何达到医院信息化远景规划指导下的安全建设目标的一个过程。信息系统安全规划比单独购买信息安全产品更重要。只有信息系统安全的整体布置有计划、有方向、有目的、有配合，才能构成真正意义上的信息安全。

（二）医院信息系统安全规划的范围

信息系统安全规划是在建和已建的信息系统中必须要考虑的重要内容。它主要是根据信息安全风险评估的结果和提取的安全需求，描述实施相应的安全保障的目标、措施和步骤。信息系统安全规划需要从管理和技术等多方面进行综合考虑，所涉及的是综合管理、技术规范、运行维护等多个方面的控制措施。

信息系统安全规划的范围应该是多方面的，涉及技术安全、规范管理、组织结构。技术安全是以往人们谈论比较多的话题，也是以往在安全规划中描述较重的地方，使用最多的是防火墙、入侵检测、漏洞扫描、防病毒、VPN、访问控制、备份恢复等安全产品。但是信息系统安全是一个动态发展的过程，过去依靠技术就可以解决的大部分安全问题，现在仅仅依赖于安全产品的堆积来应对迅速发展变化的各种攻击手段是不会持续有效的。

医院信息系统安全建设是一项复杂的系统工程，要从观念上进行转变，在安全产品的支持下建设全方位的安全策略，使之成为一个可持续的、动态发展的、有安全保障的渐进的过程。目前在安全设备有一定规模的情况下，规范管理成为信息系统安全规划需要关注的核心内容。在信息系统安全规划中，一定要将管理的规划放在首位。管理包括风险管理、安全策略、规章制度和安全教育，这是信息系统安全规划的重要内容。信息系统安全规划需要有规划的依据，这个依据就是医院的信息化战略规划，同时，更需要组织与人员结构的合理布局来保证。如果没有合适的人员配合工作，任何事情都是不可能完成的。因此，在安全规划中不能忽视对组织结构建立和人员合理调配这个关键环节。

（三）医院信息系统安全规划的侧重点

医院信息系统安全规划的侧重点需要围绕技术安全和管理安全两部分来开展。

医院信息系统的技术安全包括物理安全、网络安全、主机安全、应用安全、数据安全与备份恢复五个方面。物理安全主要针对机房建设与管理；网络安全包括网络拓扑结构、网络访问安全、网络安全审计、网络边界、入侵防范、网络设备防护：主机安全包括身份鉴别、访问控制、安全审计、入侵防范、恶意代码防范、资源控制；应用安全包括安全审计、通信完整性、通信保密性、软件容错、资源控制。目前，医院在应用安全方面特别薄弱，主要表现在安全审计、通信完整性、软件容错、资源控制等方面，需要在程序中进行修改补充。数据安全与备份恢复主要包括数据完整性、数据保密性、备份与恢复。

医院信息系统的管理安全包括安全管理制度、安全管理机构、人员安全管理、系统建设管理、系统运行维护五个方面。安全管理制度主要包括管理制度、制定与发布、评审与修订；安全管理机构主要包括岗位设置、人员配置、授权与审批、沟通与合作、审核与检查；人员安全管理主要包括人员录用、人员离岗、人员考核、安全意识教育和培训、外部人员访问管理；系统建设管理主要包括系统定级、安全方案设计、产品采购和使用、自行软件开发、外包软件开发、工程实施测试验收、系统交付、系统备案、等级测评安全服务商选择；系统运行维护主要包括环境管理、资产管理、介质管理、设备管理、监控管理和安全管理中心、网络安全管理、系统安全管理、恶意代码防范管理、密码管理、变更管理、备份与恢复管理安全事件处置、应急预案管理。

（四）医院信息系统安全规划的作用

信息系统安全规划的作用应该体现在对信息系统与信息资源的安全保护方面，规划工作需要围绕着信息系统与信息资源的开发、利用和保护方面进行，主要包括目标、现状、需求、措施四个方面：第一，对信息系统与信息资源的规划需要从信息化建设的目标入手，要知道医院信息化发展策略的总体目标和各阶段的实施目标，制定出信息系统安全的发展目标；第二，对医院的信息化工作现状进行整体的、综合的、全面的分析，找出过去工作中的优势与不足；第三，根据信息化建设的目标提出未来几年的需求，这个需求最好可以分解成若干个小的方面，以便于今后的落实与实施；第四，要写明在实施工作阶段的具体措施与办法，加大规划工作的执行力度。

医院信息系统安全规划服务于医院信息化战略目标。信息系统安全规划做得好，医院信息化的实现就有了保障，信息系统安全规划是医院信息化发展战略的基础性工作，不是可有可无，而是非常重要。因为医院信息化的任务与目标不同，所以信息系统安全规划包括的内容就不同，建设的规模也就有很大的差异。因此，信息系统安全规划无法从专业书籍或研究资料中找到非常有针对性帮助的适用法则，也不可能给出一个规范化的信息系统安全规划的模板。在这里提出信息系统安全规划框架与方法，给出信息系统安全规划工作的建设原则、建设内容、建设思路，具体规划还需要深入细致地进行本地化的调查与研究。

二、医院信息系统安全等级保护体系

(一) 医院信息系统安全等级保护体系的主要组成

信息系统安全等级保护体系主要由以下四大类组成：

(1) 信息系统安全等级保护的法律、法规和政策依据。信息系统安全等级保护政策、法律、法规的依据是信息系统安全等级保护的基本依据和出发点。

(2) 信息系统安全等级保护标准体系。信息系统安全等级保护标准体系，是信息安全等级保护在信息系统安全技术和安全管理方面的规范化标准，是从技术和管理方面，以标准的形式对信息安全等级保护的法律、法规、政策的规定进行的规范化描述。

(3) 信息系统安全等级保护管理体系。信息系统安全等级保护管理体系，是对实现信息系统安全等级保护所采用的安全管理措施的描述。该标准对信息系统安全等级保护安全系统工程管理、安全系统运行控制和管理、安全系统监督检查和管理等相关问题进行描述。

(4) 信息系统安全等级保护技术体系。信息系统安全等级保护技术体系，是对实现信息系统安全等级保护所采用的安全技术的描述。本标准体系从信息系统安全的基本属性、信息系统安全的组成与相互关系、信息系统安全的五个等级、信息系统安全等级保护的基本框架、信息系统安全等级保护基本技术、信息系统安全等级保护支撑平台技术、等级化安全信息系统的构建技术等方面对相关的技术问题进行了描述。[①]

---

① 周炎，谢乍晴. 基于医院信息安全等级保护的整改实践 [J]. 信息与电脑 (理论版)，2020，32(03)：192–194.

（二）医院信息系统安全等级保护体系框架

根据《信息安全技术网络安全等级保护基本要求》（GB/T 22239—2019），信息安全体系框架分为技术和管理两大类要求，医疗卫生行业等级保护安全体系规划严格根据技术与管理要求进行设计，并且从过程和 PDCA 模型的角度组织各项等级保护工作。

以《信息安全技术网络安全等级保护基本要求》为指导，根据具体的基本要求设计本级系统的保护环境模型，参照最新《信息安全技术信息系统等级保护安全设计技术要求》，保护环境按照安全计算环境、安全区域边界、安全通信网络和安全管理中心进行设计，内容涵盖基本要求的五个方面，同时，结合管理要求，可形成相应信息安全保护体系模型。信息安全等级保护二级框架如图 6-1 所示，信息安全等级保护三级框架如图 6-2[1] 所示。

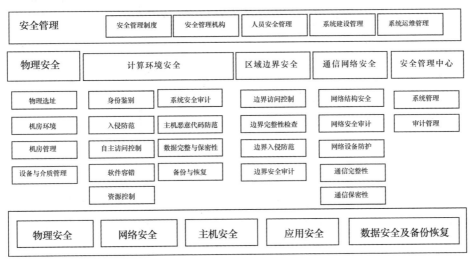

图 6-1　信息安全等级保护二级框架示意图

---

① 本节图片均引自：李小华.医院信息化技术与应用 [M].北京：人民卫生出版社，2014.

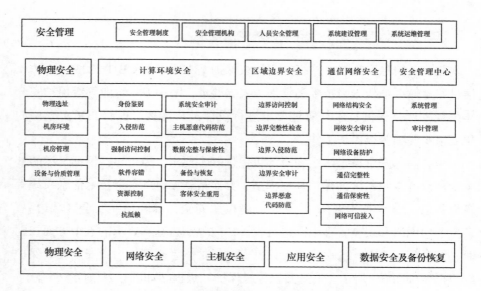

图6-2　信息安全等级保护三级框架示意图

第二节　医院信息安全管理与技术体系建设

一、医院信息安全管理体系建设

(一)医院信息安全管理的必要性

医院进行医院信息安全管理体系建设，要以《信息安全技术网络安全等级保护基本要求》(GB/T 22239—2019)为指导，结合本单位的具体情况，从制度、机构、人员、系统建设、系统运维五个方面建立信息安全管理体系。医院信息安全管理体系具体内容包括建立、实施、运行、监视、评审、保持和改进信息安全等一系列的管理活动，表现为制度、组织结构、策略方针、计划活动、目标与原则、人员与责任、过程与方法、资源等诸多要素的集合。它是组织整个管理体系的一部分，通过信息安全管理体系的建设，可以有效解决组织面临的信息安全问题，提高组织的信息安全防护能力。

技术和管理是相辅相成的，信息安全并不是技术过程，而是一个综合防范的过程。信息安全管理是综合防范过程中的一个重要部分，在信息安全保障工作中只有管理与技术并重，进行综合防范，才能有效保障安全。

（二）医院信息安全管理体系主要建设内容

医院信息安全管理涉及安全管理制度、安全管理机构、人员信息安全管理、系统建设管理和系统运维管理五个方面。

1. 医院信息安全管理制度

根据安全管理制度的基本要求，制定各类管理规定、管理办法和暂行规定。从安全策略主文档中规定的各个安全方面所应遵守的原则方法和指导性策略引出的具体管理规定、管理办法和实施办法，是具有可操作性且必须得到有效推行和实施的制度。同时，制定严格的制度与发布流程、方式、范围等；定期对安全管理制度进行评审和修订，修订不足及进行改进。

（1）管理制度。应制定信息安全工作的总体方针和安全策略，说明机构安全工作的总体目标、范围、原则和安全框架等；对安全管理活动中各类管理内容建立安全管理制度；对安全管理人员或操作人员执行的重要管理操作建立操作规程；明确制度具备可操作性，且必须得到有效推行和实施；形成由安全策略、管理制度、操作规程等构成的全面的信息安全管理制度体系。

（2）制定与发布。指定或授权专门的部门或人员负责安全管理制度的制定；组织相关人员对制定的安全管理制度进行论证和审定；安全管理制度应具有统一的格式；安全管理制度应通过正式、有效的方式发布，安全管理制度要注明发布范围，并对收发文进行登记。

（3）评审与修订。单位的信息安全领导小组负责定期组织相关部门和相关人员对安全管理制度体系的合理性和适用性进行审定；应定期或不定期对安全管理制度进行检查和审定，对存在不足或需要改进的安全管理制度进行修订。

2. 医院信息安全管理机构

根据基本要求设置安全管理机构的组织形式和运作方式，明确岗位职责；设置安全管理岗位，设立系统管理员、网络管理员、安全管理员等岗位，根据要求进行人员配备，配备专职安全员；建立授权与审批制度，建立内外部沟通合作渠道；定期进行全面安全检查，特别是系统日常运行、系统漏洞和数据备份等。①

（1）岗位设置。设立信息安全管理工作的职能部门，设立安全主管、安全管理各个方面的负责人岗位，并定义各负责人的职责；设置系统管理员、网络管理员、安全管理员等岗位，并定义各个工作岗位的职责；成立指导和管理信息安全工作的委员会或领导小组，其最高领导由单位主管领导委任或授权；制定文件，明确安全管理机构各个部门和岗位的职责、分工和技能要求。

（2）人员配备。配备一定数量的系统管理员、网络管理员、安全管理员等。配备专职安全管理员，不可兼任。关键事务岗位应配备多人共同管理。

（3）授权与审批。根据各个部门和岗位的职责明确授权审批事项、审批部门和批准人等；针对系统变更、重要操作、物理访问和系统接入等事项建立审批程序，按照审批程序执行审批过程，对重要活动建立逐级审批制度；定期审查审批事项，及时更新需授权和审批的项目、审批部门和审批人等信息；记录审批过程并保存审批文档。

（4）沟通与合作。加强各类管理人员之间、组织内部机构之间及信息安全职能部门内部的合作与沟通，定期或不定期召开协调会议，共同协作处理信息安全问题；加强与兄弟单位、公安机关、电信公司的合作与沟通；加强与供应商、业界专家、专业的安全公司、安全组织的合作与沟通；建立外联单位联系列表，包括外联单位名称、合作内容、联系人和联系方式等信息；聘请信息安全专家作为常年的安全顾问，指导信息安全建设，参与安全规划和安全评审等。

（5）审核与检查。安全管理员应负责定期进行安全检查，检查内容包括系统日常运行、系统漏洞和数据备份等情况；由内部人员或上级单位定期进行全面安全检查，检查内容包括现有安全技术措施的有效性、安全配置与安全策略的一致性、安全管理制度的执行情况等；制定安全检查表格实施安全检查，汇总安全检查数据，形成安全检查报告，并对安全检查结果进行通报；制定安全审核和安全检查制度，规范安全审核和安全检查工作，定期按

① 赖毅锋. 关于医院信息安全管理工作的探讨 [J]. 网络安全技术与应用，2019（10）：124-125.

照程序进行安全审核和安全检查活动。

3. 医院人员信息安全管理

根据基本要求制定人员录用、离岗、考核、培训等几方面的规定，并严格执行；规定外部人员访问流程，并严格执行；规定第三方人员工作范围、工作内容、考核要求，并严格执行。

（1）人员录用。人员管理是指定或授权专门的部门或人员负责人员录用；严格规范人员录用过程，对被录用人的身份、背景、专业资格和资质等进行审查，对其所具有的技术技能进行考核；与录用人员签署保密协议。从内部人员中选拔从事关键岗位的人员，并签署岗位安全协议。

（2）人员离岗。严格规范人员离岗过程，及时终止离岗员工的所有访问权限；在人员离岗时取回各种身份证件、钥匙、徽章等，以及机构提供的软硬件设备；员工调离时要办理严格的调离手续，关键岗位人员离岗须承诺调离后的保密义务后方可离开。

（3）人员考核。定期对各个岗位的人员进行安全技能及安全认知的考核；对关键岗位的人员进行全面、严格的安全审查和技能考核；对考核结果进行记录并保存。

（4）安全意识教育和培训。对各类人员进行安全意识教育、岗位技能培训和相关安全技术培训；对安全责任和惩戒措施进行书面规定并告知相关人员，对违反违背安全策略和规定的人员进行惩戒；对定期安全教育和培训进行书面规定，针对不同岗位制定不同的培训计划，对信息安全基础知识、岗位操作规程等进行培训；对安全教育和培训的情况和结果进行记录并归档保存。

（5）外部人员访问管理。外部人员访问受控区域前必须先提出书面申请，批准后由专人全程陪同或监督，并登记备案；对外部人员允许访问的区域、系统、设备、信息等内容应进行书面的规定，并按照规定执行。

4. 医院信息系统建设管理

根据基本要求制定系统建设管理制度，包括系统定级、安全方案设计、产品采购和使用、自行软件开发、外包软件开发、工程实施、测试验收、系统交付、系统备案、等级评测、安全服务商选择等方面。从工程实施的前期、中期、后期三个方面，从初始定级设计到验收评测完整的工程周期角度进行系统建设管理。

（1）系统定级。明确信息系统的边界和安全保护等级；以书面的形式说明确定信息系统为某个安全保护等级的方法和理由；组织相关部门和有关安全技术专家对信息系统定级结果的合理性和正确性进行论证和审定；确保信息系统的定级结果经过相关部门的批准。

（2）安全方案设计。根据系统的安全保护等级选择基本安全措施，并依据风险分析的结果补充和调整安全措施；指定和授权专门的部门对信息系统的安全建设进行总体规划，制定近期和远期的安全建设工作计划；根据信息系统的等级划分情况，统一考虑安全保障体系的总体安全策略、安全技术框架、安全管理策略、总体建设规划和详细设计方案，并形成配套文件。组织相关部门和有关安全技术专家对总体安全策略、安全技术框架、安全管理策略、总体建设规划、详细设计方案等相关配套文件的合理性和正确性进行论证和审定，并且经过批准后，才能正式实施；根据等级测评、安全评估的结果定期调整和修订总体安全策略、安全技术框架、安全管理策略、总体建设规划、详细设计方案等相关配套文件。

（3）产品采购和使用。安全产品采购和使用应符合国家的有关规定；密码产品采购和使用应符合国家密码主管部门的要求；指定或授权专门的部门负责产品的采购；在采购之前预先对产品进行选型测试，确定产品的候选范围，并定期审定和更新候选产品名单。

（4）自行软件开发。确保开发环境与实际运行环境物理分开，开发人员和测试人员分离，测试数据和测试结果受到控制；制定软件开发管理制度，明确说明开发过程的控制方法和人员行为准则；制定代码编写安全规范，要求开发人员参照规范编写代码；确保提供软件设计的相关文档和使用指南，并由专人负责保管；确保对程序资源库的修改、更新、发布进行授权和批准。

（5）外包软件开发。根据开发需求检测软件质量；在软件安装之前对软件包进行检测，以发现其中可能存在的恶意代码；要求开发单位提供软件设计的相关文档和使用指南；要求开发单位提供软件源代码，并审查软件中可能存在的后门。

（6）工程实施。指定或授权专门的部门或人员负责工程实施过程的管理；制定详细的工程实施方案控制实施过程，并要求工程实施单位能正式地执行安全工程过程；制定工程实施方面的管理制度，明确说明实施过程的控制方法和人员行为准则。

（7）测试验收。在软件完成开发投入正式使用之前，委托公正的第三方测试单位对系统进行安全性测试，并出具安全性测试报告；在测试验收前应根据设计方案或合同要求等制订测试验收方案，在测试验收过程中应详细记录测试验收结果，并形成测试验收报告；应对系统测试验收的控制方法和人员行为准则进行书面规定；应指定或授权专门的部门负责系统测试验收的管理，并按照管理规定的要求完成系统测试验收工作；应组织相关部门和相关人员对系统测试验收报告进行审定，并签字确认。

（8）系统交付。在系统正式交付之前，应制定详细的系统交付清单，并根据交付清单对所交接的设备、软件和文档等进行清点；要对负责系统运行维护的技术人员进行相应的技能培训。承建方必须提供系统建设过程中的文档和指导用户进行系统运行维护的文档；应对系统交付的控制方法和人员行为准则进行书面规定；应指定或授权专门的部门负责系统交付的管理工作，并按照管理规定的要求完成系统交付工作。

（9）系统备案。建设方应指定专门的部门或人员负责管理系统定级的相关材料，并控制这些材料的使用；应将系统等级及相关材料报系统主管部门备案；应将系统等级及其他要求的备案材料报相应公安机关备案。

（10）等级测评。对于三级信息系统，在系统运行过程中，至少每年对系统进行一次等级测评，发现不符合相应等级保护标准要求的及时整改；在系统发生变更时应及时对系统进行等级测评，发现级别发生变化的，及时调整级别并进行安全改造，发现不符合相应等级保护标准要求的及时整改；应选择具有国家相关技术资质和安全资质的测评单位进行等级测评；应指定或授权专门的部门或人员负责等级测评的管理。

（11）安全服务商选择。安全服务商的选择符合国家的有关规定；应与选定的安全服务商签订与安全相关的协议，明确约定相关责任；应确保选定的安全服务商提供技术培训和服务承诺，必要时与其签订服务合同。

5. 医院信息系统运维管理

根据基本要求进行信息系统日常运行维护管理，利用管理制度及安全管理中心进行环境管理、资产管理、介质管理、设备管理、监控管理和安全管理中心、网络安全管理、系统安全管理、恶意代码防范管理、密码管理、变更管理、备份与恢复管理、安全事件处置、应急预案管理等，使系统始终处于相应等级安全状态中。

（1）环境管理。由指定的特定部门或人员定期对机房供配电、空调、温湿度控制等设施进行维护管理；由指定的部门负责机房安全，并配备机房安全管理人员，对机房的出入、服务器的开关机等工作进行管理；建立机房安全管理制度，对有关机房物理访问，物品带进、带出机房和机房环境安全等方面的管理作出规定。加强对办公环境的保密性管理，规范办公环境人员行为，包括工作人员调离办公室应立即交还该办公室钥匙、不在办公区接待来访人员、工作人员离开座位应确保终端计算机退出登录状态和桌面上没有包含敏感信息的纸档文件等。

（2）资产管理。编制并保存与信息系统相关的资产清单，包括资产责任部门、重要程度和所处位置等内容；应建立资产安全管理制度，规定信息系统资产管理的责任人员或责任部门，并规范资产管理和使用的行为；根据资产的重要程度对资产进行标识管理，根据资产的价值选择相应的管理措施；对信息分类与标识方法作出规定，并对信息的使用、传输和存储等进行规范化管理。

（3）介质管理。建立介质安全管理制度，对介质的存放环境、使用、维护和销毁等方面作出规定；确保介质存放在安全的环境中，对各类介质进行控制和保护，并实行存储环境专人管理；对介质在物理传输过程中的人员选择、打包、交付等情况进行控制，对介质归档和查询等进行登记记录，并根据存档介质的目录清单定期盘点。对存储介质的使用过程、送出维修及销毁等进行严格的管理，对带出工作环境的存储介质进行内容加密和监控管理，对送出维修或销毁的介质应首先清除介质中的敏感数据，对保密性较高的存储介质未经批准不得自行销毁。根据数据备份的需要对某些介质实行异地存储，存储地的环境要求和管理方法应与本地相同。对重要介质中的数据和软件采取加密存储，并根据所承载数据和软件的重要程度对介质进行分类和标识管理。

（4）设备管理。对信息系统相关的各种设备（包括备份和冗余设备）、线路等指定专门的部门或人员定期进行维护管理；建立基于申报、审批和专人负责的设备安全管理制度，对信息系统的各种软硬件设备的选型、采购、发放和领用等过程进行规范化管理；建立配套设施、软硬件维护方面的管理制度，对其维护进行有效的管理，包括明确维护人员的责任、涉外维修和服务的审批、维修过程的监督控制等；对终端计算机、工作站、便携机、系统和网络等设备的操作和使用进行规范化管理，按操作规程实现主要设备（包括备份和冗余设备）的启动 / 停止、加电 / 断电等操作；确保信息处理设备必须经过审批才能带离机房或办公地点。

（5）监控管理和安全管理中心。对通信线路、主机、网络设备和应用软件的运行状况、网络流量、用户行为等进行监测和报警，形成记录并妥善保存。组织相关人员定期对监测和报警记录进行分析、评审，发现可疑行为，形成分析报告，并采取必要的应对措施。建立安全管理中心，对设备状态、恶意代码、补丁升级、安全审计等安全相关事项进行集中管理。

（6）网络安全管理。指定专人对网络进行管理，负责运行日志、网络监控记录的日常维护和报警信息分析和处理工作；建立网络安全管理制度，对网络安全配置、日志保存时间、安全策略、升级与打补丁、口令更新周期等方面作出规定；根据厂家提供的软件升级版本对网络设备进行更新，并在更新前对现有的重要文件进行备份。定期对网络系统进行漏洞扫描，对发现的网络系统安全漏洞进行及时的修补。现设备的最小服务配置，并对配置文件进行定期离线备份。保证所有与外部系统的连接均得到授权和批准。依据安全策略允许或者拒绝便携式和移动式设备的网络接入。定期检查违反规定拨号上网或其他违反网络安全策略的行为。

（7）系统安全管理。根据业务需求和系统安全分析确定系统的访问控制策略；定期进行漏洞扫描，对发现的系统安全漏洞及时进行修补；安装系统的最新补丁程序，在安装系统补丁前，首先在测试环境中测试通过，并对重要文件进行备份后，方可实施系统补丁程序的安装；建立系统安全管理制度，对系统安全策略、安全配置、日志管理和日常操作流程等方面作出具体规定。指定专人对系统进行管理，划分系统管理员角色，明确各个角色的权限、责任和风险，权限设定应当遵循最小授权原则；依据操作手册对系统进行维护，详细记录操作日志，包括重要的日常操作、运行维护记录、参数的设置和修改等内容，严禁进行未经授权的操作；定期对运行日志和审计数据进行分析，以便及时发现异常行为。

（8）恶意代码防范管理。应提高所有用户的防病毒意识，及时告知防病毒软件版本，在读取移动存储设备上的数据及网络上接收文件或邮件之前，先进行病毒检查，对外来计算机或存储设备接入网络系统之前也应进行病毒检查。指定专人对网络和主机进行恶意代码检测并保存检测记录。对防范恶意代码软件的授权使用、恶意代码库升级、定期汇报等作出明确规定。定期检查信息系统内各种产品的恶意代码库的升级情况并进行记录，对主机防病毒产品、防病毒网关和邮件防病毒网关上截获的危险病毒或恶意代码进行及时分析处理，并形成书面的报表和总结汇报。

（9）密码管理。应建立密码使用管理制度，使用符合国家密码管理规定的密码技术和产品。

（10）变更管理。在实施变更之前，应确认系统中要发生的变更，并制定变更方案。建立变更管理制度，系统发生变更前，向主管领导申请，变更和变更方案经过评审、审批后方可实施变更，并在实施后将变更情况向相关人员通告；建立变更控制的申报和审批文件化程序，对变更影响进行分析并文档化，记录变更实施过程，并妥善保存所有文档和记录；建立中止变更并从失败变更中恢复的文件化程序，明确过程控制方法和人员职责，必要时对恢复过程进行演练。

（11）备份与恢复管理。应确认需要定期备份的重要业务信息、系统数据及软件系统等；建立备份与恢复管理相关的安全管理制度，对备份信息的备份方式、备份频度、存储介质和保存期等进行规范；根据数据的重要性和数据对系统运行的影响，制定数据的备份策略和恢复策略，备份策略须指明备份数据的放置场所、文件命名规则、介质替换频率和将数据离站运输的方法；应建立控制数据备份和恢复过程的程序，对备份过程进行记录，所有文件和记录应妥善保存；定期执行恢复程序，检查和测试备份介质的有效性，确保可以在恢复程序规定的时间内完成备份的恢复。

（12）安全事件处置。建立报告制度，报告所发现的安全弱点和时疑事件，但任何情况下用户均不应尝试验证弱点；制定安全事件报告和处置管理制度，明确安全事件的类型，规定安全事件的现场处理、事件报告和后期恢复的管理职责。根据国家相关管理部门对计算机安全事件等级划分方法和安全事件对本系统产生的影响，对本系统计算机安全事件进行等级划分。制定安全事件报告和响应处理程序，确定事件的报告流程，响应和处置的范围、程度，以及处理方法等。在安全事件报告和响应处理过程中，分析和鉴定事件产生的原因，收集证据，记录处理过程，总结经验教训，制定防止再次发生的补救措施，过程形成的所有文件和记录均应妥善保存。对造成系统中断和造成信息泄密的安全事件应采用不同的处理程序和报告程序。

（13）应急预案管理。在统一的应急预案框架下制定不同事件的应急预案，应急预案框架应包括启动应急预案的条件、应急处理流程、系统恢复流程、事后教育和培训等内容。从人力、设备、技术和财务等方面确保应急预案的执行有足够的资源保障。对系统相关的人员进行应急预案培训，应急预案的培训应至少每年举办一次。定期对应急预案进行演练，根据不同的应急恢复内容，确定演练的周期。规定应急预案需要定期审查和根据实际情况更新的内容，并按照执行。

二、医院信息安全技术体系建设

（一）医院信息物理安全管理

医院信息的物理安全包括物理位置的选择、物理访问控制、防盗窃和防破坏、防雷击、防火、防水和防潮、防静电、温湿度控制、电力供应、电磁防护。

（1）物理位置的选择。物理位置的选择主要是在初步选择系统物理运行环境时进行考虑。物理位置的正确选择是保证系统能够在安全的物理环境中运行的前提，它在一定程度上决定了面临的自然灾难及可能的环境威胁。如果没有正确地选择物理位置，必然会造成后期为保护物理环境而投入大量资金、设备，甚至无法弥补。物理位置选择必须考虑周遭的整体环境及具体楼宇的物理位置是否能够为信息系统的运行提供物理上的基本保证。

（2）物理访问控制。物理访问控制主要是对内部授权人员和临时外部人员进出系统主要物理工作环境进行人员控制。对进出口进行控制，是防护物理安全的第一道关口，也是防止外部未授权人员对系统进行本地恶意操作的重要防护措施。

（3）防盗窃和防破坏。防盗窃和防破坏主要考虑了系统运行的设备、介质及通信线缆的安全性。物理访问控制主要侧重在进出口，这可在一定程度上防止设备被盗。防盗窃和防破坏主要侧重在机房内部对设备、介质和通信线缆进行保护。

（4）防雷击。防雷击主要是考虑采取措施，防止雷电对设备造成的危害，避免引起巨大的经济损失。雷电对设备的破坏主要有两类：直击雷破坏和感应雷破坏。目前，大多数建筑物都设有防直击雷的措施——避雷装置，防雷击主要集中在防感应雷。防感应雷的主要工作是在进入 UPS 的输入配电柜加装防雷击装置，在窗花上加装防雷击地线等。

（5）防火。防火主要是考虑采取各种措施，防止火灾的发生及发生后能够及时灭火。分别从设备灭火、建筑材料防火和区域隔离防火等方面考虑。

（6）防水和防潮。防水和防潮主要是考虑防止室内由于各种原因的积水、水雾或湿度太高而造成设备运行异常。同时，这也是控制室内湿度的较好措施。

（7）防静电。防静电主要是考虑在物理环境里，尽量避免产生静电，以防止静电对设备、人员造成的伤害。大量静电如果积聚在设备上，会导致磁盘读/写错误、损坏磁头、对 CMOS 电路也会造成极大的威胁。

（8）温湿度控制。机房内的各种设备必须在一定的温度、湿度范围内才能正常运行。温度、湿度过高或过低都会对设备产生不利影响。

（9）电力供应。稳定、充足的电力供应是维持系统持续正常工作的重要条件。许多因素威胁到电力系统，最常见的是电力波动。电力波动对一些精密的电子配件会造成严重的物理损害。

（10）电磁防护。现代通信技术建立在电磁信号传播的基础上，空间电磁场的开放特性决定了电磁泄漏是危及系统安全性的一个重要因素。电磁防护主要是提供对信息系统设备的电磁信号进行保护，确保用户信息在使用和传输过程中的安全性。

（二）医院信息网络安全管理

医院信息网络安全包括结构安全、访问控制、安全审计、边界完整性检查、入侵防范、恶意代码防范、网络设备防护。

（1）结构安全。在对网络安全实现全方位保护之前，应首先关注整个网络的资源分布、架构是否合理。只有结构安全才能在其基础上实现各种技术功能，达到网络安全保护的目的。

（2）访问控制。对网络而言，最重要的一道安全防线就是边界。边界上汇聚了所有流经网络的数据流，必须对其进行有效的监视和控制。在边界处，重要的就是对流经的数据（或者称进出网络）进行严格的访问控制。按照一定的规则允许或拒绝数据的流入、流出。

（3）安全审计。网络安全审计重点包括对网络流量监测及对异常流量的识别和报警、网络设备运行情况的监测等。

（4）边界完整性检查。在全网中对网络的连接状态进行监控、准确定位，并能及时报警和阻断。

（5）入侵防范。入侵防范主要是监视所在网段内的各种数据包，对每一个数据包或可疑数据包进行分析。如果数据包与内置的规则吻合，入侵检测系统就会记录事件的各种信息，并发出警报。

（6）恶意代码防范。及时自动更新产品中的恶意代码定义，这种更新必须非常频繁，且对用户透明。

（7）网络设备防护。通过登录网络设备对各种参数进行配置、修改等，都直接影响网络安全功能的发挥，网络设备的防护主要是对用户登录前后的行为进行控制。

（三）医院信息主机安全管理

医院信息主机安全包括身份鉴别、安全标记、访问控制、可信路径、安全审计、剩余信息保护、入侵防范、恶意代码防范、资源控制。

（1）身份鉴别。为确保系统的安全，必须对系统中的每一用户或与之相连的服务器或终端设备进行有效的标识与鉴别。只有通过鉴别的用户才能被赋予相应的权限，进入系统并在规定的权限内操作。

（2）入侵防范。基于主机的入侵检测，可以说是基于网络的"补充"，补充检测那些出现在"授权"的数据流或其他遗漏的数据流中的入侵行为。

（3）恶意代码防范。恶意代码通过各种移动的存储设备接入主机，可能造成该主机感染病毒，而后通过网络感染其他主机。

（4）资源控制。为保证资源有效共享和充分利用，操作系统必须对资源的使用进行控制，包括限制单个用户的多重并发会话、限制最大并发会话连接数、限制单个用户对系统资源的最大和最小使用限度、当登录终端的操作超时或鉴别失败时进行锁定、根据服务优先级分配系统资源等。

（四）医院信息应用安全管理

医院信息应用安全包括身份鉴别、安全标记、访问控制、可信路径、安全审计、剩余信息保护、通信完整性、通信保密性、抗抵赖、软件容错、资源控制。

（1）身份鉴别。同主机系统的身份鉴别一样，应用系统同样对登录的用户进行身份鉴别，以确保用户在规定的权限内进行操作。

（2）安全标记。在应用系统层面，在高级别系统中如要实现强度较强的访问控制，必须增加安全标记。通过对主体和客体进行标记，主体不能随意更改权限，权限是由系统客观具有的属性及用户本身具有的属性决定的，因此，在很大程度上使非法访问受到限制，增加了访问控制的力度。

（3）访问控制。在应用系统中实施访问控制是为了保证应用系统受控制地合法使用。用户只能根据自己的权限大小来访问应用系统，不得越权访问。

（4）可信路径。在计算机系统中，用户一般并不直接与内核打交道，通过应用层作为接口进行会话。但由于应用层并不能被完全信任，因此，在系统的安全功能中，提出"可信路径"这一概念。

（5）安全审计。应用系统安全审计的目的是保持对应用系统的运行情况及系统用户行为的有效跟踪，以便事后追踪分析。应用安全审计主要涉及的方面包括：用户登录情况、系统功能执行及系统资源使用情况等。

（6）剩余信息保护。为保证存储在硬盘、内存或缓冲区中的信息不被未授权用户访问，应用系统应对这些剩余信息加以保护。用户的鉴别信息、文件、目录等资源所在的存储空间，应将其完全清除之后，释放或重新分配给其他用户。

（7）通信完整性。为了防止发生意外的信息泄露，并保护数据免受传输时擅自修改，就必须确保通信点间的安全性。

（8）通信保密性。同通信完整性一样，通信保密性也是保证通信安全的重要方面。它主要确保数据处于保密状态，不被窃听。

（9）抗抵赖。通信完整性和保密性并不能保证通信抗抵赖行为，即通信双方或不承认已发出的数据，或不承认已接收到的数据，从而无法保证应用的正常进行。必须采取一定的抗抵赖手段，防止双方否认数据所进行的交换。

（10）软件容错。软件容错技术是提高整个系统可靠性的有效途径，通常在硬件配置上，采用了冗余备份的方法，以便在资源上保证系统的可靠性。在软件设计上，则主要考虑应用程序对错误（故障）的检测、处理能力。

（五）医院信息数据安全、数据备份和恢复

医院信息数据安全、数据备份和恢复包括数据完整性、数据保密性、数据备份和恢复。

（1）数据完整性。数据完整性主要保证各种重要数据在存储和传输过程中免受未授权用户的破坏。这种保护包括对完整性破坏的检测和恢复。

（2）数据保密性。数据保密性主要从数据的传输和存储两个方面保证各类敏感数据不被未授权用户访问，以免造成数据泄露。

（3）数据备份和恢复。对数据进行备份，是防止数据遭到破坏后无法使用的最好方法。

第三节　医院信息系统运维标准与规划

一、医院信息系统运维及其管理

当前，随着信息化进程的加快和深入，网络平台速度不断提升，信息系统应用范围逐步拓宽。信息系统运维工作的对象、内容、技术、方式、手段

等各方面都发生了重大变化，从而使信息系统运维工作更加重要和急迫。对信息系统管理者来说，掌握信息系统运维管理是其必须掌握的一个技能。

(一) 医院信息系统运维

医院信息系统运维是指医院信息系统的运行和维护，是运维部门结合业务特点并按照相关管理制度内容和流程，采用一定的技术、方法和手段，对医院信息系统、系统设备、运行环境及人员等进行综合管理。其目的是维护医院信息系统的正常运行和使用，保证医疗业务需要，提高医疗业务运作效率，降低医疗业务运作成本。当前的医院信息系统运维工作主要包括以下两个方面：

(1) 硬件资源运维，主要包括主机、存储、网络、安全、机房基础环境源等，及时监控和解决各种硬件故障和运行问题，定期检查各硬件设备的运行和性能变化情况，及时解决如件容量不够、设备性能下降、网络带宽延迟等影响系统运行问题及各种潜在故障和隐患，保证硬件设备正常、稳定、可靠、高效地运行。

(2) 软件资源运维，主要包括数据库、中间件、操作系统、应用系统等，及时监控和解决各种软件故障和运行问题，定期检查各系统软件的运行和性能变化情况，及时解决数据库空间不足、软件性能下降、系统出现漏洞等各种潜在故障和隐患，针对系统业务需求变化和业务流程的变更，及时升级、更新系统软件，保证软件系统的正常、稳定、可靠、高效运行，满足业务工作需要。

(二) 医院信息系统运维管理

医院信息系统运维管理主要包括运维平台和运维手段建设，岗位职责规范，制度及流程的制订、变更和执行，工作监督、检查和绩效考核，人员素质的培养和提高，数据交换及应用，系统安全及容灾管理等。按事件处理规程，做好各种事件的审核审批和处理工作，协调运维各岗位间、部门间、用户间的工作关系和顺畅联系，落实上级下达的运维工作任务，不断提高运维工作质量和效率。医院信息系统运维管理的概念如下：为保障医院信息系统与业务系统正常、安全、有效运行而采取的管理活动，其中包括医院信息系统运行管理、医院信息系统维护管理及医院信息系统运维成本管理。

经过近几年信息化进程的快速发展，医院信息系统运维和医院运维管理工作更加体现出重要性，这种重要性表现在运维阶段既是实现项目效益的关键阶段，也是业务整合真正的开始，原因是只有在运维阶段，应用系统所提供的服务才能更真实地反映业务用户的需求和期望。因此，医院信息系统运维工作的结果直接关系到应用效益的发挥，通过提供安全、稳定、高效的信息系统运维外包服务，才能更好地整合业务，提升医疗行业的行政效能和公众服务水平。

二、信息技术基础架构库运维标准

信息技术基础架构库（Information Technology Infrastructure Library，ITIL）是英国中央计算机和电信局（Central Computing and Telecommunications Agency，CCTA）在20世纪80年代制订的一套IT服务管理标准库。它把各个行业在IT管理方面的最佳实践归纳起来变成规范，旨在提高IT资源的利用率和服务质量。经过多年的完善，这套标准已经趋于成熟，是IT运维领域的国际标准，主要适用于IT服务管理（ITSM）。ITIL为IT服务管理实践提供了一个客观、严谨、可量化的标准和规范。现由英国商务部（Office of Government Commerce，OGC）负责管理。

ITIL被定义为"以流程为导向、以客户为中心，通过整合组织业务与IT服务，提高组织IT服务的提供和支持能力及水平"。ITIL遵循PPT原则，即受到良好培训的人员（people）通过执行明确定义的、以技术（technology）驱动的流程（process），为它所支持的业务提供高质量的服务。[①]

（一）ITIL的发展历程

ITIL目前有四个版本。最初的V1版主要是IT管理者的经验积累，包含40多个流程。此后，CCTA又在HP、IBM、BMC、CA等主流IT资源管理软件厂商近年来所做出一系列实践和探索的基础之上，总结了IT服务的最佳实践经验，形成了一系列基于流程的方法，用以规范IT服务的水平，

---

① 程顺达，杨青峰.探讨医院信息系统运维中的需求管理[J].计算机产品与流通，2020（02）：121.

并推出了新的 ITIL V2 版本。V2 版在 V1 版的基础上对管理流程进行分类与整理，形成了业务管理、服务管理（ITSM，ITIL 核心模块）、IT 基础架构管理、应用管理、安全管理、IT 服务规划管理与实施 6 个模块。2005 年，ITIL 正式通过国际标准 ISO 20000 认证。V3 版本于 2007 年正式发布，V3 版在 V2 版的基础上首次引入服务生命周期管理理念，强调业务管理驱动和自上而下的实施方式，重点突出 IT 服务与业务管理的集成，提高 IT 服务与业务管理的透明度，分为服务战略、服务设计、服务事务、服务操作管理、服务提高 5 个部分。2019 年更新至 ITIL V4 版本，该更新使 ITIL 能够反映人们所处的快节奏和复杂的环境，以及新的工作方式和新兴实践，所有这些，不仅对 ITSM 专业人员，而且对在数字转型领域工作的更广泛的专业人员而言，也是必不可少的。ITIL V4 的目的是为组织提供现代服务经济中信息技术管理的全面指导。ITIL V4 可提供端到端的 IT/ 数字运营模式，涵盖技术支持的产品和服务的全面交付，指导 IT 如何与更广泛的业务战略接口衔接，引领业务发展。

（二）ITIL 框架的组成模块

ITIL 框架包含 6 个模块，分别为服务管理（包括服务提供、服务支持）、ICT 基础架构管理、IT 服务管理规划、应用管理、业务管理和安全管理，这6 个模块组成了 ITIL 的核心。ITIL 框架的组成模块如图 6-3 所示。[①]

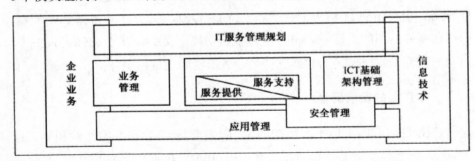

图 6-3 ITIL 框架的组成模块示意图

（1）服务管理。①服务提供。服务提供覆盖了规划和提供高质量 IT 服务所需的过程，并且着眼于改进与所提供的 IT 服务的质量相关的长期过程。

① 李小华 . 医院信息化技术与应用 [M]. 北京：人民卫生出版社，2014.

服务提供包括服务级别管理、IT 服务财务管理、容量管理、IT 服务持续性和可用性管理。②服务支持。服务支持描述了同所提供的 IT 服务日常支持和维护活动相关的过程。这种服务支持组件更多地处理事故管理、问题管理、变更管理、配置管理和发布管理，以及服务台功能的日常支持和维护。

（2）ICT 基础架构管理。ICT 基础架构管理覆盖了标识业务需求到招投标过程、ICT 组件和 IT 服务的测试、安装、部署及后续运行和优化的 ICT 基础架构管理的所有方面。这些方面就是关于管理 4P 的问题——人（people）、过程（process）、产品（product——工具和技术）和合作伙伴（partners——供应商、厂商和外包机构），但 ICT 基础架构管理更集中考虑那些同实际工具和技术紧密相关的 IT 领域。

（3）IT 服务管理规划。IT 服务管理规划检查组织机构内规划、实施和改进服务管理过程中所涉及的问题和任务。它也考虑与解决文化和组织机构变更、开发远景和战略及方案的最合适方法等相关的问题。

（4）应用管理。应用管理描述了如何管理应用，从最初的业务需求到业务设计、建设、部署、运行、优化，直至包括应用废弃的应用生命周期的所有阶段。它将重点放在应用的整个生命周期内确保 IT 项目和战略同业务建立紧密的联系，以确保业务从其投资中获得最佳价值。

（5）业务管理。业务管理提供了建议和指南，以帮助 IT 人员理解他们如何才能为业务目标做出贡献，如何更好地联系和挖掘角色和服务以发掘其最大化的贡献。也就是说，IT 服务提供的业务管理方案主要关注业务机构及其运行的关键原则和需求。这种业务意识将帮助服务管理同业务有效地紧密联系起来，并且使 IT 所提供的业务收益最大化。

（6）安全管理。安全管理详细描述了规划和管理用于信息和 IT 服务的给定安全级别的过程，包括同响应安全事故相关的所有方面。它也包括了风险和脆弱性的评估和管理，以及成本有效控制的对策的实施。IT 安全管理要求应该成为每个 IT 管理人员岗位描述的一部分。管理人员负责采取合适的步骤以将安全事故发生的机会减少至可接受的级别，这也就是风险评估和管理的过程。

(三) ITIL 的运维管理

ITIL 的运维管理包括服务台、事件管理、问题管理、配置管理、变更管理、发布管理、服务级别管理、财务管理、知识管理、供应商管理等标准管理理念，以及值班管理、作业计划管理、考核管理、应急预案管理、培训管理等辅助管理办法[①]。

1. 服务台

服务台是 IT 部门和 IT 服务用户的单一联系点。它通过提供一个集中和专职的服务联系点促进了组织业务流程与服务管理基础架构集成。服务台管理事件和服务请求，实现与用户的沟通。服务台的主要目标是协调客户（用户）和 IT 部门的联系，为 IT 服务运作提供支持，从而提高客户的满意度。服务台应实现以下功能

（1）支持通过电话、网络、电子邮件等方式向用户提供单点联系接口。

（2）支持对所有的故障和服务申请进行预处理，检查用户输入信息的正确性和完整性。

（3）支持用户通过服务台咨询、短信或电子邮件等方式了解投诉或服务申请的处理过程。

（4）支持对故障和服务申请的跟踪，确保所有的故障和服务申请能够以闭环方式结束。

（5）能够提供查询知识库功能。

2. 事件管理

事件管理负责记录、归类和安排专家处理突发事件并监督整个处理过程直至事故得到解决和终止。事件管理应支持自定义事件级别、事件分类，提供方便的事件通知功能，支持对事件进行灵活的查询统计，并可以详细记录事件处理的全过程，便于跟踪了解事件的整个处理过程。事件管理的目的是在尽可能小地影响客户和用户业务的情况下，使 IT 系统恢复到服务级别协议所定义的服务级别。系统应支持以下功能：

[①] 王玉春. 探讨医院信息系统运维中的需求管理 [J]. 中国卫生产业，2019，16（01）：166–167.

（1）支持事件记录的创建、修改和关闭。

（2）支持向事件记录输入描述和解决方案信息，支持创建事件记录时自动记录创建时间、创建日期和事件流水号。

（3）支持创建、修改和关闭事件记录人员的权限控制。

（4）支持将事件记录自动分派到相应支持组和个人。

（5）提供对事件记录的查询功能。

（6）支持灵活定制相关报表，可利用历史事件记录生成管理报表。

（7）支持与问题管理、配置管理、变更管理等其他管理流程的集成。

（8）支持与变更管理、配置管理、事件管理等其他管理流程的集成。

3. 问题管理

问题管理是指通过调查和分析 IT 基础架构的薄弱环节、查明事故产生的潜在原因，并制定解决事故的方案和防止事故再次发生的措施，将问题和事故对业务产生的负面影响减小到最低的服务管理流程。与事件管理强调事故恢复的速度不同，问题管理强调的是找出事故产生的根源，从而制定恰当的解决方案或防止其再次发生的预防措施。系统应支持以下功能：

（1）支持问题记录的创建、修改和关闭，创建问题记录时自动记录创建时间、日期。

（2）支持对事件、问题和已知错误的区分。

（3）支持自动分派问题记录到定义的支持组或个人。

（4）支持对问题记录定义严重等级和影响等级。

（5）支持对问题记录的跟踪和监控。

（6）支持生成可定制的管理报表。

（7）支持向问题记录输入描述和解决方案信息。

（8）提供对问题记录的查询功能。

4. 配置管理

配置管理流程负责核实 IT 基础设施和应用系统中实施变更和配置项的关系是否已经被正确记录下来，确保配置管理数据库能够准确反映现存配置项的实际版本状态。其目的是提供 IT 基础架构的逻辑模型，支持其他服务管理，流程特别是变更管理和发布管理的运作。系统应支持以下功能：

（1）支持对配置项的登记和管理。

（2）支持对配置项属性的记录，如序列号、版本号、购买时间等。

（3）支持配置项间关系的建立和维护。

（4）支持配置项及其关系的可视化呈现。

（5）支持对配置管理数据库访问权限的控制。

（6）支持对配置项变更的历史审计信息。

（7）支持配置项的状态管理。

（8）支持针对配置项的统计报表。

（9）支持与事件管理、问题管理、变更管理等其他管理流程的集成。

5. 变更管理

变更管理实现所有 IT 基础设施和应用系统的变更。变更管理应记录并对所有要求的变更进行分类，应评估变更请求的风险、影响和业务收益。其主要目标是以对服务最小的干扰实现有益的变更。系统应支持以下功能：

（1）创建并记录变更请求，即系统应支持信息的输入，并确保只有授权的人员方可提交变更请求。

（2）审查变更请求，即系统应支持对变更请求进行预处理，过滤其中完全不切实际的、不完善的或之前已经提交或拒绝的变更请求。

（3）变更请求的归类和划分优先级，即系统应支持基于变更对服务和资源可用性的影响决定变更的类别，依据变更请求的重要程度和紧急程度进行优先级划分。

（4）系统应支持对变更请求的全程跟踪和监控，支持在变更全程控制相关人员对变更请求的读 / 写修改访问。

（5）系统应支持将变更请求分派到合适的授权人员。

（6）系统应支持对变更请求的审批流程、支持对变更请求的规划，并支持对变更请求的通知和升级处理。

（7）系统应提供可定制的管理报表，如按类型、级别对变更进行统计和分析、变更实施的成功率、失败率等。

（8）支持与事件管理、问题管理、配置管理等其他管理流程的集成。

6.发布管理

发布管理负责计划、安排和控制到测试和运行环境中的发布，其主要目标是保证运行环境的完整性及被发布组件的正确性。部署负责将新的或变更的硬件、软件、文档、流程等迁移到运行环境中。系统应支持以下功能：

（1）支持发布的分发和安装。

（2）支持与配置管理、变更管理、服务级别管理等流程的集成。

7.服务级别管理

服务级别管理是为签订服务级别协议（SLA）而进行的计划、草拟、协商、监控和报告，以及签订服务级别协议后对服务绩效的评价等一系列活动所组成的一个服务管理流程。服务级别管理旨在确保组织所需的IT服务质量在成本合理的范围内得以维持并逐渐提高。系统应支持以下功能：

（1）服务级别协议（SLA）模板定制功能，即系统应能提供统一创建、浏览、修改和删除SLA模板的功能。

（2）SLA违例通知功能，即一旦发生SLA违例情况，系统应及时发送通知给IT运维服务的相关各方。

（3）SLA报告生成功能，即系统应支持SLA报告自动生成功能，并支持将生成的报告自动推送给IT运维服务的相关各方。

（4）支持生成可定制的管理报表。

8.财务管理

财务管理完成预算编制、审核、批复和下发等功能，实现对费用支出的管理，实时监管每一笔费用的支出，并对超出预算或异常的费用及时给出预警提示，实现从预算到使用，再到考核的闭环管理。IT服务财务管理流程产生的预算和核算信息可以为服务级别管理、能力管理、IT服务持续性管理和变更管理等管理流程提供决策依据。财务管理应提供如下功能：费用预算制定、费用申请管理、费用执行管理、费用考核管理。

9.知识管理

知识管理流程负责搜集、分析、存储和共享知识和信息，其主要目的是通过确保提供可靠和安全的知识和信息以提高管理决策的质量。系统应支持以下功能：

（1）添加知识，提供支持人员提交经验和知识输入的接口或界面，支持Word、Excel、TXT等格式文档作为附件的输入。

（2）支持知识库的更新。

（3）查询知识，提供完善的查询功能，如查询关键字、知识列表等。

（4）提供模糊匹配、智能查询、点击统计等增强功能。

10. 供应商管理

供应商管理流程管理供应商及其所提供的服务，系统应支持以下功能：

（1）供应商信息的录入、查询、增删、分类等。

（2）对供应商进行定期评估，并支持对评估结果的查看。

（3）对合同信息的录入、查询、增删、分类等。

（4）对合同执行情况的定期评价和统计汇总。

11. 辅助流程

（1）值班管理。系统应支持对值班的管理，应实现以下功能：值班信息的记录，值班信息应包括班次编号、值班人、记录时间、监控项是否正常、问题及处理等；值班信息的查询和统计。

（2）作业计划管理。系统应支持对作业计划的管理，实现以下功能：提供基于模板的作业计划制定功能，快速完成作业计划（年计划、月计划）的制定；对于待执行的作业计划，系统提供自动提醒功能；对于作业计划的执行情况，系统提供统计分析功能。

（3）考核管理。系统应支持对员工工作量、工作绩效进行考核，并对考核结果进行统计分析，应实现以下功能：支持对工作任务、工时和工作完成情况等倍息的收集；综合工作任务类别、工时和任务完成情况对员工的工作量和工作绩效进行量化；对任务类别、工时、任务完成情况、工作量等信息进行分析统计，如分析工时、工作量、工作任务的分布和比例等。

（4）应急预案管理。系统应支持针对重大故障和灾难的应急预案的管理，应实现以下功能：支持应急预案的制定、审批、更新、批准执行等流程；支持应急预案的输入、修改、删除、查询；支持应急预案操作人员的权限控制；支持应急预案执行报告的发布。

（5）培训管理。系统应支持培训管理，应实现以下功能：提供基于模板的培训计划制定功能，帮助用户完成培训计划的制定；对于待执行的培训计划，系统提供自动提醒功能；对于已实施的培训，系统支持培训效果的测评和分析，以及分析结果的发布。

（四）ITIL 服务管理引入医疗卫生行业的作用

ITIL 服务管理引入医疗卫生行业的主要作用如下：

（1）从技术导向转变为运维流程导向。将各种技术管理工作、工作站管理、服务器和存储设备管理、网络管理等进行了适当的梳理，形成了典型的流程，便于将支持工作规范化，提高工作效率。同时工作人员的绩效考核变得简单、直观。

（2）变被动处理为主动预防。由于定义了标准的支持流程，各种支持活动准确记录，可以实现知识共享，并可以进行事件故障的分析，预测可能发生的故障，从而采取适当的措施，预防事故的发生。

（3）对维护的软件和硬件设备实行实时动态的跟踪，便于随时查询获取状态，及时决策。

（4）由于明确定义了各种职责，信息部门内部分工协作，整合各医疗卫生机构的资源，可以对各业务部门提供统一的、集成的服务。

（5）形成了信息共享，为维护管理提供了知识库，便于问题及时处理。新接手人员也能迅速解决问题。

总而言之，ITIL 可为各医疗卫生机构的信息运维流程提供一个客观、严谨、可量化的标准和规范，引进 ITIL 管理标准，参考 ITIL 来规划和制定各医疗卫生机构信息系统的基础架构及信息服务管理流程，将信息服务管理流程化，使信息部门在处理问题时，变被动为主动，从而确保信息服务流程能为业务运作提供更好的技术和服务支持，提高信息部门的服务效率。

三、医院信息系统运维管理规划

(一) 医院信息系统的主要特征

医院信息系统具有许多特征，其中的两个主要特征是流程特征和工具特征。

医院信息系统是在手工日常工作步骤的基础上，经过优化形成程序流程。程序运行过程中，通过程序流程约束医护人员的操作，规范医护人员的操作，这就是信息系统的流程特性。在信息系统建设完成投入运行后，信息系统的程序成为医护人员日常工作的工具，医护人员通过操作程序完成自己的工作，这就是信息系统的工具特性。

由于信息系统的流程特性和工具特性，信息系统成为医院日常工作的支柱之一。这要求信息系统必须长时间的稳定运行。这里所说的长时间是指3~5年，即26280~43800小时。要求一个信息系统能够稳定运行几万小时，是一件十分困难的事情。除此之外，医院信息系统与其他行业信息系统相比还有一个特殊之处：医院是全年无休息日运营单位，医院信息系统无法借助休息日进行系统维护或升级改造，这大大增加了信息系统运维难度。信息系统是否能够长时间稳定运行，需要信息系统运行维护的支持。通过信息系统运行维护和管理，可提高系统运行的可靠性、安全性和稳定性。

(二) 制定运维管理规划前的准备工作

在制定医院信息系统运维管理规划之前，应该调查医院信息系统运行情况。医院信息系统运行情况包括服务器和存储设备、网络链路、系统软件、应用软件、安全设备等子系统运行状态。调查了解各子系统宕机时间间隔，产生故障的部件，造成的影响范围；目前信息系统运维工作情况（包括日常巡检情况，故障排除情况）；参照 ITTL/ISO 20000，调查了解在信息系统运维过程中事件管理、配置管理、变更管理、发布管理等应用情况；运维制度制定情况、组织机构设置情况、人员配置和工作情况。

在调查的基础上客观描述医院信息系统服务器和存储设备、网络链路、系统软件、应用软件、安全设备等子系统运行情况。统计各子系统宕机时间间隔，统计产生故障的部件及造成的影响范围。客观描述目前信息系统运维工作情况，包括日常巡检情况、故障排除情况。描述信息系统运维过程中事件管理、配置管理、变更管理、发布管理等应用情况。描述运维制度制定情况、组织机构设置情况、人员配置和工作情况。

(三) 医院信息系统运维管理对象与内容

医院信息系统运维管理的对象有：①服务器，包括数据库服务器、应用服务器、管理服务器、虚拟服务器。②存储设备，包括存储控制器、光纤交换机、磁盘柜、硬盘等。③网络链路，包括光纤和铜缆。④安全设备，包括防火墙、WAF 防火墙、入侵防护（IPS）、入侵检测（IDS）、网络审计、数据库审计、堡垒主机等。⑤系统软件，包括操作系统、数据库、中间件、工具等。⑥应用软件，包括医院运行的各种程序。⑦机房环境，包括温度、湿度、配电柜、UPS 等。

信息系统运维内容分为技术部分和管理部分：技术部分是针对信息系统软件和硬件的运维技术工作；管理部分是为保障做好技术工作而做的管理类工作。技术部分的工作包括：机房环境状态监测与故障排除；服务器和存储设备运行状态监测和故障分析与排除；网络运行状态监测和故障分析与排除；安全设备运行状态监测和故障分析与排除；系统软件运行状态检查、参数优化；应用软件 BUG 排除、操作失误造成数据破坏的查找与纠正、程序调优等。管理部分的工作包括：运维制度的制定与调整，运维机构的组建与调整，运维人员的管理，事件管理、配置管理、变更管理、发布管理、应急体系管理、文档管理等。

第四节 医院信息系统运维体系建设与故障处理

一、医院信息系统运维建设研究

(一) 医院信息系统运维体系借鉴

信息系统运维体系的一个主要内容是持续不断的改进，可以参照 PDCA

循环。PDCA 是英语单词 plan（计划）、do（执行）、check（检查）和 act（处理）的第一个字母大写字母的缩写，PDCA 循环就是按照这样的顺序进行质量管理，并且循环不止地进行下去的科学程序[①]。

P（plan，计划）：包括方针和目标的确定，以及活动规划的制定。

D（do，执行）：根据已知的信息，设计具体的方法、方案和计划布局；再根据设计和布局进行具体运作，实现计划中的内容。

C（check，检查）：总结执行计划的结果，分清哪些对了、哪些错了，明确效果，找出问题。

A（act，处理）：对总结检查的结果进行处理，对成功的经验加以肯定，并予以标准化；对失败的教训也要总结，引起重视，对没有解决的问题，应提交给下一个 PDCA 循环中去解决。

以上四个过程不是运行一次就结束，而是周而复始地进行，一个循环完了，解决一些问题，未解决的问题进入下一个循环，这样阶梯式上升。

PDCA 循环是全面质量管理所应遵循的科学程序。全面质量管理活动的全部过程，就是质量计划的制订和组织实现的过程，这个过程就是按照 PDCA 循环，不停顿、周而复始地运转的。

PDCA 循环在质量管理中应用广泛，后被推广到其他管理领域。

（二）医院信息系统运维管理机构组建

医院信息系统运维管理机构主要是以医院信息化发展和结合医院业务自身特点来制定运维方式、制度、运维范围，并管理和考核各项具体运维工作的机构。运维机构是具体实施和操作的部门，根据运维工作范围和内容可划分为以下 5 个部分：

（2）服务台：运维管理的中枢。负责接听电话，处理请求；根据事件优先级别协调二线运维人员、网络组人员处理事件；对于外包系统，负责联系公司工程师处理事件；在 ITIL 中记录事件；提醒用户提交申请报告。

（2）二线运维部：信息化系统运维管理的核心运维机构。负责处理日常的现场运维事件，以及软件、硬件的维护工作。

（3）三线运维部：保证临床提出的变更需求得到及时有效处理，保证紧

---

① 赵洁. 新形势下医院信息安全管理 [J]. 电子技术与软件工程，2019(24)：168–169.

急重要的变更第一时间安排处理；完善变更发布前的培训工作，提高程序试用效率；负责程序的日常维护；负责科室提出的数据申请的统计查询工作；负责数据库的日常维护管理工作。三线运维部也可以由具体的技术支持公司承担。

（4）硬件维修部：保证医院内计算机、打印机等硬件设备的正常使用；对设备的维护和维修事件进行及时处理并记录；负责计算机系统的维护工作。

（5）网络部：负责全院内外网的运行与维护；负责网络相关项目的执行与管理；负责机房的建设、运行、维护管理及综合布线；负责所有网站的开发与维护，邮件系统的运行及管理；负责全院内外网信息系统硬件的采购、管理、维修、报废管理；负责核心数据库审计相关工作。

目前，医院信息化运维机构建立大部分是合在一起的，同时具有管理职能和实施技能。有些特殊医院会将运维管理和执行分成两个机构。

（三）医院信息系统运维人员管理与绩效考核

运维人员既是运维管理的基础，又是运维管理的核心。根据实际工作情况进行岗位分工，采取职能支撑型分工模式，把具备同样工作目标的人员整合到一个部门当中，承担起运维管理的部分职责，形成部门内的成员向部门领导汇报，部门领导向中心领导汇报的“直线—职能型”的组织分工。运维管理岗位技能划分如下：

（1）一线运维工程师：熟悉业务流程和统计工作；负责信息系统事件接线及处理工作；负责协调信息系统出现故障时的各项工作；负责将信息系统出现的各类问题及时纳入知识库；负责对问题进行必要的归纳总结。

（2）二线运维工程师：负责信息系统事件现场处理工作；负责记录信息系统出现问题的解决方式及方法；负责对问题进行必要的归纳总结；负责答复用户对信息系统提出的问题并及时主动发现系统中潜在的问题。

（3）网络工程师：熟练使用各类网络设备并掌握其配置方法，能分析排除网络故障；负责网络建设及网络综合布线需求；负责外网宽带接入国际互联网服务；负责网络日常维护及网络设备的维修。

（4）运维管理工程师：负责网络安全及网络病毒防护及监控，预防并阻止网络安全问题的发生并分析和审计数据库数据。

（5）维修工程师：具有计算机软硬件知识，能熟练安装和配置计算机；保证计算机、打印机等硬件设备的及时维修；负责协助计算机的软件、系统的维护工作。

医院信息系统运维人员绩效考核绩效考评的目的是对运维人员进行客观评定，是保障信息系统运维工作顺利实施的重要手段，可提高运维人员的工作效率和基本素质。绩效考评主要是了解运维人员工作情况，为运维人员的薪酬决策等人力资源管理提供依据。

（四）医院信息系统运维工作内容记录

在实施信息系统运维过程中要对运维过程中产生的信息进行记录，具体记录内容如下：

（1）对监控到的告警或错误事件，要进行预警、分析、跟踪。对影响到系统及数据备份正常运行或涉及需要其他变更，相关人员根据变更管理规范进行处理，并记录。

（2）对于受理监控信息系统运行维护的事件，应该对事件进行记录、整理，并应及时向相关负责人报告。

（3）在进行故障修复时要进行证据的收集和保全，记录现场情况，归档备查。

（4）在应急处理过程中，应急采取手工记录、截屏、文件备份和影像设备记录等多种手段，对应急处理的步骤和结果进行详细记录。

（5）信息系统恢复运行后，应对事件造成的损失、事件处理流程、应急预案进行评估，对响应流程、预案提出修改意见，撰写事件处理报告。

二、医院信息系统网络运维工作

（一）网络运维工作界定

网络运维就是维护网络安全和网络通畅使之正常运转，但它又不仅局限于网络设备中的路由器、交换机、防火墙，还包括服务器、存储设备、机房动力系统、空调系统等网络相关设备或系统的运行维护，以及通过对网络和相关设备的部署，保证网络运行能够满足应用系统的需求变化。[①]

最初的网络运维只是简单地对底层网络设备进行管理，使网络能够正常高效地运行。随着信息系统的日益成熟和复杂，业务系统设计环节逐渐增多，单一的网络运维不足以满足系统管理的需求，需要落实如何保障业务系统各个环节，降低运行成本，提高突发事件的应对能力，提高服务质量和效率，保证业务系统的正常运行。

ITIL 所强调的核心思想是应该从客户（业务）而不是 IT 服务提供方（技术）的角度理解 IT 服务需求。换句话说，就是在提供 IT 服务的过程中，首先考虑的是业务需求方，而不是技术决定需求。业务管理者以自己习惯的思维方式处理 IT 问题，通过业务管理模块深入了解 IT 基础构架支持业务流程的程度；以及 IT 服务管理在实现端到端 IT 服务过程中的作用，从而有助于更好地处理业务管理者与服务提供者之间的关系。因此，IT 服务管理的国际标准是 ITIL，此标准独立于任何厂商，与任何组织、业务性质无关，只是总结 IT 服务管理领域最重要的实践部分。它是 IT 服务管理实践的合理抽象化，仅明确地指出了应该做什么，不说明如何做。当具体实施 ITIL 时，就可以把标准具体化，而实现的方法需要自己建立。

在做网络运维工作时，应按照 ITIL 的思想，结合网络运维的实际情况，制定按照 ITIL 理念建立的网络运维方法。

（二）医院信息系统网络运维的主要内容

医院的网络管理系统不但要对网络设备，包括路由器、交换机、安全设备（防火墙等）、服务器、PC 等进行管理，通过一些技术指标和阈值的应用来监控网络的运行状况，而且还要采用融合技术，整合现有的各种设备的监控软件，实现统一管理平台。通过整合，对于业务中不同角色所需内容通过仪表盘等技术方式实现，让领导和相关业务部门能够参与到管理中去；通过可视化的监控与管理，拉近业务管理者与服务提供者之间的距离。一方面让 IT 系统运行情况一目了然，大大降低了技术门槛；另一方面，能使 IT 运维的流程更加标准化、自动化与规范化。但 ITIL 的实现和优秀的网络管理系统的建设，不是一朝一夕就可以实现的，其建设过程需要持续不断投资与

[①] 王延玲. 医院信息系统的维护 [J]. 医疗装备，2019，32(01)：57-58.

整合，而随之要面对的是随着系统建设而带来的大量具体工作。

（1）网络运维制度。网络运维制度的建立与执行，完善的网络运维制度，通过梳理运维流程，在保证运维质量的同时，才能兼顾运维的效率。后期网络管理系统的建立，也是以自身网络运维制度建立的流程为基础的。而不打折扣的执行，是实现网络运维质量与效率的前提，如硬件的周期性巡检，设备运行参数监测，运维、值班与交接班记录的填写等。

（2）主动运维。做好网络运维，要主动出击，才能化被动为主动，掌控全局。网络运维管理在现实中，往往运维人员配置不多，但承担的工作量却巨大。因此，最大限度地利用现有设备的管理工具，通过智能化告警，在故障发生时或状态异常时，通过语音、短消息、邮件等多种方式主动通知管理人员，即使运维人员不在工作现场，也能通过远程登录客户端的方式，在任何能够与系统管理主机连通的地方，直接进行管理。这样就可以最大限度地降低巡查的密度，以减少人力资源成本。

（3）网络结构调整。在运维过程中，除了应对突发事件进行分析处理之外，运维的另一项任务就是对网络的结构和部署进行及时调整，以保证网络运行能够满足应用系统不断增长的需要。因此，运维当中的数据统计十分必要，这将作为系统建设与阈值标准的基础。

（4）设备巡检。①设备巡检频率。硬件的周期性巡检，涉及网络运维的全部设备。不是所有的设备部件都可以通过监控软件来实现远程监控，而且不排除监测指标项的遗漏与差错，因此，硬件的周期性巡检十分必要。对于重要的网络设备，建议实施一天一次的巡检频率；对于一般网络设备，建议实施一月一次的巡检频率；对于周边网络设备，建议实施一季度一次的巡检频率。②设备巡检工具。完善设备管理工具，可以全面监控设备的运行状态，在保证网络运维质量的前提下，可以极大地降低运维强度，减少人力资源的投入。③周期性巡检的内容。应涉及设备外观指示灯的状态、外周运行环境参数、设备物理位置等。而这些内容是否正常，需要根据设备自身特点和正常运行状态，记录上述标准参数。设备运行参数监测，有了设备管理工具的帮助，就可以远程监测设备的运行状态，甚至通过关键参数阈值的设置，对设备的运行状态进行自动预警或报警。减少硬件现场巡查，但并不意味着可减少或者避免进行设备运行状态的监测。因为运行维护的核心就是设备的正常运转，自动化智能化程度再高，也需要人工的干预与补充。因此，每天至少一次的设备运行参数监测，就显得十分必要了。监测内容不仅包括设备运转状态、性能参数，还涉及应用软件的运行情况及在线任务的成功与否等。这些重点关注的内容，也可作为日后监测软件参数阈值的设定的依据，甚至成为系统更新、参数选型的数据基础。

（5）运维、值班与交接班记录。运维、值班与交接班记录是网络运维中日常工作的基础。系统中存在的问题和业务管理者的需求，都可以通过分析上述记录得到较为全面、客观的数据。因此，重视记录的规范化、结构化，都会为今后的统计分析提供便利。

（6）资产管理。资源资产的管理，管理 IT 系统中的资源资产情况，也是网络运维中的一环。这些资源资产可以是有形的物理存在，也可以是无形的软件组成，其信息要准确地与财务部门的固定资产系统数据一致。

三、服务器和存储设备及相关设备运维工作

（一）服务器、存储设备及相关设备运维的目的

服务器、存储设备及相关设备运维的目的是保证这些信息系统的核心设备能够正常地、稳定地长时间运行。

一般的服务器和存储设备在信息系统硬件子系统设计时，多采用避免单节点的冗余设计，用于提高硬件子系统的运行可靠性。但是，冗余设计只是提高了可靠性，不能保证不出现故障。同时，冗余设计还增加了出现故障的机遇。在这种情况下，通过运维工作提高硬件子系统的可用性是一种弥补硬件可靠性不足的重要手段。

服务器、存储设备及相关设备运维工作的主要工作内容是做好日常硬件设备巡检工作。检查人员定期对医院服务器、存储硬件及相关系统内容完成各系统硬件、软件等状态、运行情况的全面检查，并填写相关检查记录表，以保障医院各业务系统安全、稳定地运行。

(二) 服务器、存储设备及相关设备巡检的具体步骤

1. 服务器、存储等相关硬件状态巡检

（1）服务器硬件状态。查看设备 CPU、内存板、内存、硬盘、主板、外设 PCI-E 插槽、电源、风扇等各指示灯的颜色：设备正常为绿色或蓝色，一般错误为橙色，重要错误为红色。连接服务器管理端口查看硬件日志、硬件系统状态。

（2）存储设备硬件状态。查看设备控制器、磁盘柜、硬盘、电源、风扇等各指示灯的颜色：设备正常为绿色或蓝色，一般错误为橙色，重要错误为红色。连接存储管理口或存储管理软件查看存储日志、磁盘使用状况等。

（3）存储光纤交换机。查看设备 SFP 等模块接口、电源、风扇等各指示灯颜色：设备正常为绿色或蓝色，一般错误为橙色，重要错误为红色。连接设备管理口，查看光纤交换机系统端口、ZONE、整体系统等运行情况是否正常。

（4）负载均衡设备。查看设备整机、上联端口、电源、风扇等各指示灯颜色：设备正常为绿色或蓝色，一般错误为橙色，重要错误为红色。连接负载均衡设备管理界面，查看日志、数据吞吐量、负载等整体系统运行状态。

2. 服务器操作系统和相关应用状态巡检

服务器操作系统检查主要有 Windows 操作系统和 Linux 操作系统。

（1）Windows 系统管理。①磁盘空间使用。进入 Windows 系统的计算机管理中的磁盘管理，检查磁盘空间使用率是否已经到达80%。②进程监控。进入 Windows 系统的任务管理器——进程，查看进程的 CPU 使用率和内存最高峰值与一般使用率是否超阈值。③网络查看。进入 Windows 系统的任务管理器中的联网，检查网卡状态是否正常。④日志检查。进入 Windows 系统的记录错误报警信息中的应用程序日志，检查日志记录中的异常记录。进入安全性日志，查看有效和无效的登录尝试事件及资源使用相关的事件。进入 Windows 系统的系统日志，查看 Windows 系统组件记录的事件。⑤相关应用软件的运行状态。例如，在域控服务器上查看 Active DireCtory

用户和计算机 Active Directory →选相应域名查看 Domain Controllers、DNS 等应用是否正常。在 WebSphere 中间件服务，登录中间件管理平台，查看所有应用服务运行状态是否正常。在 SQL Server 数据库服务，登录数据库管理界面，查看数据库服务和各作业运行状态是否正常。

（2）Linux 系统管理。①检查平均负载（uptime）情况。通过执行 uptime 命令检查系统在一段时间内的平均负载情况。uptime 命令过去只显示系统运行多久。现在，可以显示系统运行多久，当前有多少用户登录，在过去的 1、5、15 分钟里平均负载是多少。②检查磁盘空间使用率（df-h）。通过执行 df-h 命令可以检查磁盘空间使用率。显示信息中：filesystem 为文件系统，size 为文件系统容量，used 为文件系统已经使用的容量，use% 为文件系统使用百分比，mounted on 为挂载的目录。③进程监控（ps-ef|grep java）。查看应用程序启动进程数是否正常。④内存监控（free-m）。通过执行 free-ni 命令可以监控内存运行情况。显示信息中：total——总计物理内存的大小；used——已使用多大；free——可用有多少；shared——多个进程共享的内存总额；buffers/cached——磁盘缓存的大小。⑤检查 CPU 占用率（top）。通过执行 top 命令提供一个当前运行系统实时动态的视图，也就是正在运行进程。在默认情况下，CPU 使用率最高的任务排在第一行，并每 5 秒刷新一次。⑥ I/O 监控（vmstat210）。通过执行 vmstat210 命令查看 I/O 运行情况。⑦日志系统类检查。通过系统日志（cat/var/log/messages|grep 'Jul 23' |grep error）类命令记录报警信息。通过硬件启动日志（dmesg|grep error）类命令，记录系统启动错误信息。通过应用系统日志类命令检查服务器各个应用的日志系统。

（三）服务器、存储设备及相关设备巡检记录的填写

在日常巡检过程中，必须做巡检记录。巡检记录内容是硬件各部件运行状态。同时，从 ITIL 角度看，巡检记录是日常巡检工作是否完成的凭证，也是日常巡检工作质量考核的凭证。日常巡检记录可以手工填写巡检记录或通过 ITIL 系统填写相关巡检记录。

巡检内容是一般预先确定的，巡检内容分成几类。以数据库服务器为例，硬件指示灯是一类巡检内容，群集运行状态是一类巡检内容，数据库运

行状态是一类巡检内容。对于不同巡检内容，要分别进行检查并填写记录单。表中备注用于描述异常情况。对于异常情况的描述有利于异常情况的处理。

(四) 设备运维事件管理与故障处理

按照 ITIL 事件管理。事件管理负责记录、归类和安排专家处理突发事件，并监督整个处理过程直至事故得到解决和终止。事件管理应支持自定义事件级别、事件分类，提供方便的事件通知功能，支持对事件进行灵活的查询统计，并可以详细记录事件处理的全过程，便于跟踪了解事件的整个处理过程。事件管理的目的是在尽可能小地影响客户和用户业务的情况下使 IT 系统恢复到服务级别协议所定义的服务级别。

在运维过程中，出现某些异常情况时，要对出现的情况进行判断，在判断异常情况为事件时，要按照预定的运维事件处理流程执行。在事件处理过程中有几个节点必须注意，一个是在发现故障时，巡检人员必须立即将发生故障这一事件报送 IT 主管、管理员、相关人员。在备件返还时，必须报送 IT 主管和管理员。在维修记录存档环节，维修记录必须报送 IT 主管和管理员。

在故障处理过程中，应随时进行记录，在故障处理完成时，必须完善维修记录文档；而且，必须把此次故障维修记录存档保存。

(五) 虚拟机的运维管理工作

服务器虚拟化技术将物理硬件与操作系统分开，用户访问的是逻辑资源，用虚拟化技术来实现和管理物理资源的访问，从而提高 IT 资源利用率和灵活性。虚拟化允许具有不同操作系统的多个虚拟机在同一台物理机上独立并行运行。每个虚拟机都有自己的一套虚拟硬件 (如内存、CPU、存储、网卡等)，可以在这些硬件中加载操作系统和应用程序。无论实际采用了什么物理硬件组件，操作系统都将它们视为一组标准化的硬件。

开始服务器虚拟化之前，IT 运维部门需要站在 IT 运维管理者的角度去考虑问题，需要在资源配置管理、实体机容量规划、虚机和实体机性能监控、虚机的自动维护及 IT 服务流程等诸多方面进行稳固和调整。

　　服务器虚拟化实施是一个循序渐进的长期工程，不能一蹴而就。随着时间推移，虚拟机越来越多，虚拟化会出现各种问题，给虚拟化基础环境的稳定运行带来隐患，也给 IT 运维和动化带来巨大的挑战。主虚拟机运维要做好如下三个工作：

　　（1）数据中心的虚拟机不受控制地蔓延。每个虚拟机都会占用系统资源，如果没有删除不再使用的虚拟机，它们就会继续占用资源。这将导致系统资源的短缺，因此，需要管理员寻找合适的管理工具和流程管理程序帮助解决虚拟机蔓延问题，理解和掌握虚拟机如何部署、管理和维护，适时地删除僵尸虚拟机，控制虚拟机资源的有效使用。

　　（2）在虚拟化环境下对服务器进行性能监控管理。虚拟化面临的一个长期挑战是将逻辑负载在与底层硬件隔离的抽象层。几乎无法获知哪台物理服务器正在运行、哪台虚拟机负载，导致无法在虚拟化环境中直接进行优化与故障排查。同时，物理服务器故障会影响该宿主上运行的所有虚拟机，这将提高快速解决问题与主动防范的成本。因此，虚拟化对服务器监控与管理提出了新的要求，需通过持续监控虚拟机负载，发现那些长期占用 CPU 性能或性能不足需要增加资源的虚拟机，发现未充分使用、可以释放回资源池供其他虚拟机使用的资源。

　　（3）在虚拟化环境下实现 IT 运维自动化。当医院的服务器数量跨入几百甚至上千台规模时，脚本化、批量化管理将占据非常大的比例。运维主要精力需要放在监控（采集、报警、展现图表）、部署上线（配置管理）、数据备份方面，因为机器数量庞大，所以集中式的操作平台是必备的。如何选择适合医院环境并具备所需管理功能的工具，是部署虚拟化平台需要确定的一个关键点。

四、医院数据库的运维管理工作

　　医院在信息管理过程中，大量的数据存储、共享、访问和修改都需要通过数据库系统来实现。数据库系统作为信息的聚集体，是计算机信息系统的核心，其性能在很大程度上影响着企业信息化水平。一个医院，不管是自己开发应用软件，还是购买第三方应用软件，都需要对数据库进行管理和维护。科学有效地管理与维护数据库系统，保证数据的安全性、完整性和有效性，已经成为现代企业信息系统建设过程中的关键环节。[①]

（一）数据库管理现存主要问题

随着信息网络技术的飞速发展，数据库的应用越来越广泛，但也随之产生了一系列数据管理的问题。其中，尤为突出的是数据库安全性问题。

数据库安全性问题一直是困扰数据库管理员的难题。通常数据库面临的威胁主要有软件和硬件环境出现意外，如磁盘损坏、系统崩溃等；计算机病毒可能造成系统崩溃，进而破坏数据；对数据库的不正确访问，引发数据库死循环，造成前端系统无法使用；未经授权非法访问数据库信息，窃取其中的数据；未经授权非法修改数据库中的数据，使数据失去真实性；通过网络对数据库进行各种非法存取；通过网络破坏数据库系统的完整性、可靠性；对网络数据库进行拒绝式服务攻击等。而对于重要部门或敏感领域的数据，将会面临更多威胁。这就需要单位信息部门通过加强对数据库的日常维护和管理，来进一步保障网络数据库的安全。

（二）数据库的日常管理与维护工作内容

数据库系统在信息化建设中有着十分重要的地位和作用，数据库的日常管理与维护不容小视。为保证数据库数据的安全，单位应该做到未雨绸缪。

1. 优化完善管理制度，强化监管力度

数据库系统的安全与单位自身内部的安全机制、内外网络环境、从业人员素质等密切相关。因此，应该完善网络系统安全规章制度，防范因制度缺陷带来的风险；规范操作流程和故障处理流程，减少人为失误与故障，提高故障处理速度，缩短故障处理时间；通过建立科学合理的责任追究机制，防止出现由于工作态度、工作作风等各种人为因素导致的数据库安全事故。

2. 采取相应安全措施，确保数据库数据安全

保证数据库数据的安全是数据库日常管理与维护工作的首要任务，信

[①] 袁征，李冠伟，柴子原，等．信息化环境下的医院运营状况评估指标体系构建[J]．中华医院管理杂志，2019，35（1）：41．

息部门需要采取的安全措施主要如下：

（1）确保网络及操作系统安全。网络系统是数据库应用的外部环境和基础，网络系统安全是数据库安全的第一道屏障。从技术角度讲，网络系统层次的安全防范技术有很多种，大致可以分为防火墙、数字签名与认证、入侵检测等。操作系统是数据库系统的运行平台，能够为数据库系统提供一定程度的安全保护。操作系统的安全控制方法主要是采用隔离控制、访问控制、信息加密和审计跟踪。主要安全技术有操作系统安全策略、安全管理策略等。

（2）加强用户身份验证。用户身份验证是数据库系统的重要防线。利用窗体身份验证数据库程序的漏洞，进而获取存储在数据库中的用户身份验证密码，这是目前对网络数据库攻击最常见的方式。对此，信息部门一般使用带有 salt 值（系统生成的随机数值）的单向密码哈希值，以避免用户密码在数据库中以明文形式存储，减轻字典攻击带来的威胁。

（3）对重要数据加密。数据加密交换又称密码学，是计算机系统对信息进行保护的一种最可靠的办法。它利用密码技术对信息进行交换，实现信息隐蔽，从而有效保护信息的安全不受侵犯。数据库加密要求加解密的粒度是每个记录的字段数据。采用库外口加密的方式，对密钥的管理较简单，只需借用文件加密的密钥管理方法，将加密后的数据块纳入数据库，在算法或数据库系统中做一些必要的改动即可。这样有利于公共数据字典的使用和维护系统的完整性。

（4）做好数据库备份与恢复。数据备份是备份数据库某个时刻的数据状态，当系统出现意外时用来恢复系统。依靠网络办公的企业，其信息系统很可能随时被破坏而丢失数据，数据库管理系统必须具备把数据库从错误状态恢复到某一已知的正确状态的功能，这就是数据库的恢复技术。

3. 经常对数据库进行健康检查

为及时发现数据库系统存在的问题，在日常管理与维护中，数据管理员要对数据库开展健康检查。当前，大部分单位使用的数据库是为关系型数据库，如 DB2、Oracle、SQL Server 及 MySQL 等。对该数据库进行检查时，检查内容主要包括以下七个方面：

（1）系统环境：操作系统版本、文件系统容量、内存交换使用率、系统性能。

（2）数据库环境：数据库和补丁版本、是否有僵尸数据库进程、数据库节点数、是否有其他数据库产品及版本。

（3）日志记录：是否有报错信息、是否有需要处理的 dump 文件。

（4）数据库健康状况：表空间利用率和状态、表空间容器利用率和状态、排序溢出、是否需要收集统计信息、是否需要数据重组、活动日志和日志所在文件系统利用率、死锁发生率、锁升级发生率、锁等待的百分比、编目 Cache（高速缓冲存储器）命中率、包 Cache 命中率、监视堆利用率、数据库堆利用率、数据库缓冲池命中率。

（5）数据库维护内容：最近一次统计信息收集时间、最近一次表数据重组时间、最近一次绑定包时间、最近一次数据库备份时间。

（6）权限管理：Public 组的权限是否取消。

（7）数据库基本信息记录：数据库内存使用、环境变量。

数据库管理的意义重大，关系到信息系统的正常运作，甚至整个单位的生死存亡。要做好数据库的日常管理与维护，不仅要求数据库管理员熟练掌握专业技术，还要有足够的细心和高度的责任心。

五、医院信息系统常见故障及其处理方法

医院信息系统的应用和发展，为用户构造分布式的网络环境提供了基础。它是一个集计算机硬件设备、网络通信设备、软件应用系统及数据处理存储等为一体的，能够实现网络资源共享的综合服务平台。完整的信息系统是由系统硬件和应用软件两大部分组成的，并根据不同的应用需要，可能有着不同的软硬件配置。其中系统硬件是由服务器、存储、工作站、网络通信设备和传输介质组成的，而应用软件包括操作系统、网络应用服务系统等。

（一）信息系统网络参考模型

常见的信息系统网络的体系结构可将其划分为七层，即开发式系统互联通信参考模型（OSI 参考模型）。它是国际标准化组织（ISO）和国际电报电话咨询委员会（CCITT）联合制定的开放系统互连参考模型，为开放式互

连信息系统提供了一种功能结构的框架。它从低到高分别是物理层、数据链路层、网络层、传输层、会话层、表示层和应用层。OSI 参考模型是网络体系结构发展的产物。它的基本内容是开放系统通信功能的分层结构，每一层的功能是独立的。它利用下一层提供的服务为上一层提供服务，而与其他层的具体实现无关。两个开放系统中的同等层之间的通信规则和约定称之为协议。一般把 1~4 层协议称为下层协议，5~7 层协议称为上层协议。

（1）物理层：主要是为通信提供一个物理连接的链路，保证可以通过其传输数据。

（2）数据链路层：在物理层提供的服务基础上，建立实体间的通信数据链路连接，传输数据帧。

（3）网络层：控制传送系统的操作，对数据分组进行路由选择、拥塞控制并负责控制传输过程中的数据流量。

（4）传输层：选择网络层提供最合适的服务，并在系统之间建立可靠的、透明的报文传送。

（5）会话层：在进程之间建立、维护和结束会话连接的功能并对提供的交互会话进行管理控制。

（6）表示层：对数据进行协商表示；完成数据转换等功能。

（7）应用层：提供 OSI 用户服务，如文件传输服务等。

（二）物理层常见故障及其处理方法

物理层的故障通常发生在传输介质上，可表现为网络连接断开，无论是 PC 端还是网络交换设备均为未连接状态。可以通过网络万用表以类的专用测试工具检测线缆每一条线芯的连通情况、线序、信号衰减等信息，问题发生后，可以通过更换传输介质的方法来解决。

（三）网络层常见故障及其处理方法

网络层发生的故障主要表现在访问控制和流量控制。可通过 ping 命令来监测通信节点间连接是否正常，通过 tracert 命令来监测网络中传输的各个节点。以此来判断是否是访问控制，限制了网络应用。确定问题节点后，可以调整访问策略和控制流量来解决。下面举例说明常见故障处理方法：

（1）网络基本情况。网络核心层为思科 6500 系列双核心，汇聚层为思科 3500 系列，接入层为 2900 系列。VLAN 配置在核心上，双核心互相学习，使用 VTP 协议采用服务器模式；汇聚和接入层交换设备使用 VTP 协议的客户端模式学习核心的 VLAN 配置，个别设备使用透明模式自主配置 VLAN。

（2）故障现象与处理。某一时刻，相继接到同一应用系统用户程序无法使用的报告，客户端远程登录失败，初步判断是网络故障，经查波及范围为该系统 31VLAN 内所有端口。交换机表现为凡划分到 31VLAN 的端口均同频闪烁。锁定故障为 31VLAN 内存在广播风暴，阻塞网络通信。采用部分剥离的方式将配置有 31VLAN 的交换机从汇聚层开始逐一从网络上断开，观察 31VLAN 是否恢复正常工作，以此判断故障发生在某台交换设备上。确定到单台设备后，继续采用这种办法断开电口，判断故障端口，锁定故障发生地。阻断其通信，全网恢复正常。

（3）故障分析。交换机双端口环路，使本 VLAN 产生广播风暴，导致本业务网段瘫痪。交换机这类二层设备由于自身的生成树协议，会自动将成环的链路中断，以避免产生环路，影响网络（即单台设备双端口互联，会依据生成树协议关闭其中一个端口，中断环路）；但两个相同的二层设备互联在没有三层路由的支持下互联，也会产生环路而且无法依据生成树协议将其中一个端口中断，从而导致互联端口所涉及的 VLAN 出现广播风暴。

（四）服务器常见故障及其处理方法

服务器是信息系统的核心设备。服务器分为数据库服务器、应用服务器、管理服务器等。服务器运行状态直接决定了信息系统的运行状态。保证服务器处于完好运行状态，是信息系统运维工作的重要内容。下面举例说明服务器故障处理方法：

（1）系统基本情况。放射科影像设备采集图像后，保存到科室级图像服务器，由放射科技师挑选诊断图像，上传到医院 PACS 系统，最终由医师在报告工作站从 PACS 系统下载相应图像并书写报告。

（2）故障现象与处理。不定期出现采集后的图像无法保存到科室级图像服务器，但由放射科技师挑选诊断图像，上传到医院 PACS 系统并不受影响，且故障持续时间非连续，往往正常使用一段时间后故障复现。通过监测科室级图像服务器与网络间的通信，在故障期间，并未发生中断，且经过更换网络配置，调整物理链路路由等方式问题并未解决，故障依然不定期出现。最终临时用 PACS 工作站替代科室级图像服务器工作，故障消失。判断故障节点为科室级图像服务器，事后进行了服务器的维修和更换。

（3）故障分析。服务器的异常，往往会直接影响系统的应用服务，导致相应系统服务终止，但不排除仅影响其部分服务。特别是工作时间较长的服务器，由于技术原因或设备老化，出现故障时，其应用界面不一定会显示异常，会给管理人员造成系统正常的假象。当所有问题都排除之后，全流程逐个节点替换的方法对于故障处理还是很有效的。

（五）数据库常见故障及其处理方法

信息系统中数据库是信息载体数据的逻辑存放空间。数据库包括数据结构、数据库管理系统。数据库的运行状态决定了信息系统的运行状态。下面举例说明数据库故障处理方法：

（1）系统基本情况。数据库服务器采用双机热备的方式配置。应用程序采用客户端程序、中间层服务器、数据库服务器的三层架构。

（2）故障现象与处理。某一时刻，窗口工作站客户端程序无法访问程序数据库，程序错误提示数据库连接超时。之后，各工作站客户端程序相继报出同样错误，系统应用中断。经确认，网络连接正常，可以通过远程登录的方式实现，调试设备、窗口工作站与数据库服务器之间互联互通。初步排除网络故障因素。在调试机上测试使用本地中间层，程序仍旧无法使用，现象与窗口工作站错误提示相同。排查数据库服务器，正常登录系统后，数据库的登录异常缓慢，最终确认故障原因为数据库问题。最终排查结果为，有进程大量占用系统资源，而后又有进程间相互循环调用，不能自动释放资源，导致系统资源耗尽，无法响应正常的客户端服务请求。强行解除异常占用资源的进程，消除循环锁定，数据库运转恢复正常，客户端应用恢复。

（3）故障分析。由于系统自身构架的原因或数据库自身缺陷，在进行资源调用时，某些进程占用资源过多而且持续时间较长，此时如果恰巧出现循环调用，就会锁死系统资源，导致数据库对外服务迟缓，甚至中断。因此，生产系统应尽量避免出现此类进程，无法避免的也应控制其出现在系统业务低谷时，避免与循环调用同时出现。此类进程除程序自身编写缺陷，大多与统计分析有关。所以应避免直接对生产数据进行数据挖掘，以构建同数据源的数据仓库进行统计分析。

(六) 存储设备常见故障及其处理方法

(1) 系统基本情况。有多台高性能服务器构成宿主机配合高性能存储，实现服务器虚拟化。构成虚拟服务器需要存储设备的支持，多台宿主机公用一套存储设备。在本案例中，服务器用做应用服务器，即用虚拟服务器虚拟出若干台应用服务器。

(2) 故障现象与处理。某一时刻开始，多处窗口和业务科室的不同业务的应用系统无法使用。经确认，这些工作站的网络通信正常，可通过远程登录手段，确认客户端工作站应用程序无法使用。远程登录相关系统的数据库服务器，也可以正常登录，只是无法访问数据库。汇总无法使用的应用，发现均为虚拟化服务器提供的应用。检查宿主机硬件，并未发现服务器硬件异常。检查虚拟化软件时，发现无法连接到存储，找不到磁盘资源。检查存储硬件，发现是存储控制器异常。报修、更换控制器并调试相关软件后，系统恢复。

(3) 故障分析。随着虚拟化技术的成熟与普及，通过虚拟化提供服务的应用比重会越来越大。虽然虚拟化的整体安全性与可靠性优于物理服务器与存储。但一旦出现故障，影响的范围也远大于一般物理服务器与存储。因此，建议尽可能增加宿主机硬件资源，对服务器硬件加强冗余的同时，还应进行存储虚拟化或相应的容灾设计。实现服务器资源与虚拟化资源同时池化，更进一步提升整体系统的安全性与可靠性。

(七) 供配电常见故障及其处理方法

(1) 系统基本情况。受双绞线长度的布设限制，每个较大的功能区域都会在相应的区域配置弱电小间，存放该区域的接入交换机。为保证网络系统运转稳定，弱电小间还配备必要的灭火、空调、UPS 等基础设施。

(2) 故障现象与处理。某一时刻开始，某一物理区域所有系统应用中断，经确认为网络中断。远程登录该区域接入交换设备，登录超时。初步判断该故障点为此区域弱电小间。经现场勘查发现为空调冷凝水反流，水流到了 UPS 上，UPS 系统自我保护，导致机房断电，机房内所有设备停止服务。事后，处理完水渍，更换 UPS 系统，机房恢复供电，网络恢复，该区域系统应用恢复正常。

（3）故障分析。弱电小间的基础建设，往往是信息建设的末端，整体的建设情况不容乐观。在环境监测与加强弱电小间建设标准实现之前，唯有加强巡检，减少隐患。

（八）负载均衡器常见故障及其处理方法

（1）系统基本情况。数据库服务器采用双机热备方式，连接 FC SAN（光纤通道存储区域网络）结构的虚拟化存储，负载均衡负责管理多台中间件服务器，为客户端提供服务。

（2）故障现象与处理。某一时刻，该系统新近登录的应用服务客户端程序无法使用，但已登录的客户端程序应用正常。经确认，排除网络故障因素。在调试机上测试使用本地中间层，登录客户端应用服务正常。初步判断故障出现在中间件服务器这一环节。远程登录窗口工作站，固定中间件服务器指向，应用程序正常登录。确定故障点位负载均衡设备。手工调整窗口工作站客户端指向固定的中间件服务器。系统恢复正常应用。事后负载均衡设备维修更换，系统恢复原配置。

（3）故障分析。随着客户端、中间层、数据库三层架构的系统的应用，负载均衡的作用就显得尤为重要，优秀的负载策略可以将有限的中间件资源最大限度地提供给客户端程序。但由于增加了一个环节，必然也会增加一个故障节点。在排除中间件故障时，应优先排除负载均衡故障的嫌疑。

总而言之，随着信息系统越建越多，结构也越来越复杂，故障的表现越来越新奇，排障的难度也越来越大。但是，故障的排查与处理总的原则没有变：第一，一定要了解信息系统的结构与通信环节，毕竟如果连结构都不清楚，排查从何谈起。第二，故障排查要先易后难，先检查容易出现故障的部分或者经常出现故障的部分，这样既可以提高排障效率又可以降低排障难度，为顺利找到故障点提供便利条件。第三，每次故障排查的过程，实际上也是系统重新设计的过程，寻找系统构架上的缺陷，在每次故障分析后，能把相应的经验与教训应用到新的信息系统建设中去。只有避免过去的失误，降低故障的发生概率，才使故障排查与处理更有意义。

参考文献

一、著作类

[1] 李建军. 医院后勤管理 [M]. 北京：经济管理出版社，2019.

[2] 陈秀秀. 数字化医院信息架构设计与应用 [M]. 北京：电子工业出版社，2018.

[3] 陈俊桦，杜昱. 智慧医院工程导论 [M]. 南京：东南大学出版社，2018.

[4] 吴亚杰. 数字化医院 [M]. 郑州：河南科学技术出版社，2015.

[5] 冯天亮，尚文刚. 医院信息系统实用教程 [M]. 北京：科学出版社，2014.

[6] 李小华. 医院信息化技术与应用 [M]. 北京：人民卫生出版社，2014.

[7] 王韬. 医院信息化建设 [M]. 北京：电子工业出版社，2017.

二、期刊类

[1] 鲍俊安，夏蕾，季磊，等. 门急诊业务系统通用接口的研发与应用 [J]. 中国数字医学，2018，13（08）：46-48.

[2] 陈敏，刘宁. 我国医疗信息化发展方向及热点分析 [J]. 中华医院管理杂志，2016，32（8）：601-603.

[3] 程顺达，杨青峰. 探讨医院信息系统运维中的需求管理 [J]. 计算机产品与流通，2020（02）：121.

[4] 段绍斌，徐军美，刘碧英，等. "诊疗一卡通"自助模式的设计与应用研究 [J]. 中国现代医学杂志，2012，22（20）：109-112.

[5] 关欣，刘兰茹，朱虹，等. 美国远程医疗对我国创新实践的启示 [J]. 中国卫生事业管理，2019（8）：565-568.

[6] 何良姣. 浅议电子病历信息安全管理保障 [J]. 陕西档案，2019（03）：

38-39.

[7] 花建修 . "互联网 +" 环境下的医院信息安全 [J]. 电子技术与软件工程，2019（20）：202-203.

[8] 姜光瑶，陈可欣，张晗剑，等 . 医院门诊流程优化的调研统计分析与对策 [J]. 现代预防医学，2016，43（13）：2382-2384.

[9] 金美伶，万雷，宁伟东，等 . 远程医疗服务质量的提升研究 [J]. 中国市场，2020（12）：64+104.

[10]孔德明，曾丽芳，易懿，等 . 公立医院医保管理智能审核系统应用 [J]. 中华医院管理杂志，2018，34（11）：936-939.

[11]孔伟名 . 探究医院患者投诉的原因及管理对策 [J]. 首都食品与医药，2019，26（20）：88.

[12]赖毅锋 . 关于医院信息安全管理工作的探讨 [J]. 网络安全技术与应用，2019（10）：124-125.

[13]李刚 . 医疗信息化中的医院信息系统建设的分析 [J]. 中国新通信，2019，21（02）：21.

[14]李颖，孙长学 . "互联网 + 医疗" 的创新发展 [J]. 宏观经济管理，2016，000（003）：33-35.

[15]李勇坚 . 以 "互联网 +" 推进医疗体制改革 [J]. 党政干部参考，2017（5）：44-45.

[16]马辉 . 基于医院管理的医患沟通策略改进研究 [J]. 中国市场，2018（23）：98+100.

[17]马勇，张晓林，胡金伟，等 . "互联网 + 医疗健康" 中的个人信息保护问题探讨 [J]. 中华医院管理杂志，2019，35（1）：19.

[18]潘莹，金帆，张红丽 . 关于移动医疗现状及前景的研究 [J]. 中外企业家，2020（02）：229.

[19]彭迎春 . 基于价值共创理念的 "互联网 +" 下医患关系探讨 [J]. 中华医院管理杂志，2019，35（8）：632-635.

[20]任芳，刘硕 . 医疗信息化的现状与发展趋势研究 [J]. 通讯世界，2020，27（01）：132-133.

[21]王秋颖，李昂，董怡然 . 基于医疗服务链的移动医疗 App 现状及问

题分析 [J]. 中国医院管理，2018(7)：48-49.

[22] 王雅洁，徐伟，杜雯雯，等. 我国远程医疗核心问题研究 [J]. 卫生经济研究，2020，37(02)：66-68.

[23] 王延玲. 医院信息系统的维护 [J]. 医疗装备，2019，32(01)：57-58.

[24] 王玉春. 探讨医院信息系统运维中的需求管理 [J]. 中国卫生产业，2019，16(01)：166-167.

[25] 韦佩颜. 浅议电子病历档案利用与患者私隐保护 [J]. 黑龙江档案，2020(01)：36-37.

[26] 吴凤梅. 电子病历智能系统的优化研究 [J]. 办公自动化，2020，25(05)：31-32.

[27] 吴坤，李金. 美国电子病历数据在临床决策上的运用及其启示 [J]. 中华医院管理杂志，2018，34(1)：84-86.

[28] 肖斌，陆晓琳. 基于"互联网+"的新型医联体建设分析 [J]. 山东社会科学，2016(S1)：241-242.

[29] 许婷婷，张大为. 我国移动医疗发展趋势研究 [J]. 福建茶叶，2020，42(03)：323.

[30] 杨瑶瑶. 人工智能背景下的移动医疗平台现状及展望 [J]. 未来与发展，2020，44(02)：5-11.

[31] 叶全富，舒婷. 基于电子病历系统的医疗质量评价现状与趋势探讨 [J]. 中华医院管理杂志，2018，34(7)：560-563.

[32] 袁征，李冠伟，柴子原，等. 信息化环境下的医院运营状况评估指标体系构建 [J]. 中华医院管理杂志，2019，35(1)：41.

[33] 翟运开. 远程医疗系统协同管理模式与策略研究 [J]. 中华医院管理杂志，2016，32(8)：604-607.

[34] 张颖熙，夏杰长. 供给侧结构性改革和移动医疗行业发展 [J]. 学习与探索，2016(8)：101-106.

[35] 赵洁. 新形势下医院信息安全管理 [J]. 电子技术与软件工程，2019(24)：168-169.

[36] 周炎，谢乍晴. 基于医院信息安全等级保护的整改实践 [J]. 信息与电脑（理论版），2020，32(03)：192-194.